适度低碳水饮食法 ── 根据个人不同情况，决定限制哪些食物，以及限制到什么程度。

高碳水食物摄入总量减少，以食用全谷物／粗杂粮、蔬菜水果、膳食纤维、豆类坚果等为主

适度低碳水饮食法的原理

碳水化合物是最主要的能量来源，低碳水饮食 = 低能量摄入

低碳水饮食减少胰岛素分泌，从而抑制脂肪合成与食欲

适度低碳水饮食减重的优势

减重效果明确，简单易

容易长期坚持，不易反

不良反应少，适用人群

减重不只是减脂肪

减重的不良反应 ── 饥饿感、低血糖、免疫力下降、便秘、月经改变、贫血、痛风发作等

常见减重方法的基本原理

限能量平衡饮食、极低能量膳食、间歇式禁食、高蛋白质膳食、低碳水饮食、生酮饮食（极低碳水饮食）、代餐减肥

减重药物 ── 奥利司他等

减重手术 ── 缩胃手术、吸脂手术

减重为什么反弹

原因 ── 饮食能量摄入超过了身体能量消耗

对策 ── 要养成健康生活习惯，避免体重完全恢复或报复性反弹

运动对于减重的作用

肥胖者单纯运动减重通常效果较差

在控制饮食基础上，增加运动量，那就可以明显提升减重效果

有氧运动和力量训练都有助减重

减重与基础代谢

遗传、性别、身高、年龄、身体成分等影响基础代谢

基础代谢下降是减重出现平台期的主要原因

力量训练、摄入充足蛋白质、保证睡眠、多喝水有助提高基础代谢

U0314359

科学减重

28天适度低碳水

低碳水

饮食计划

王兴国 姜 丹

著

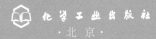
化学工业出版社
·北京·

内容简介

减重的饮食方法有好几种，本书介绍了适度低碳水饮食的原理、定义和核心方法之后，详细介绍了适度低碳水饮食减重的配餐方法——四格配餐法。四格配餐法就是每餐用一个餐盘或者模拟餐盘划分四个格子，利用四个格子来控制每餐食物的种类和数量，从而实现适度低碳水饮食减重。

本书提供了28天完整的减重示范食谱、制作说明和食材推荐，以及10个使用适度低碳水饮食减重的具体案例。希望能帮助读者掌握科学的饮食减重方法。

图书在版编目（CIP）数据

科学减重：28天适度低碳水饮食计划/王兴国，姜丹著. — 北京：化学工业出版社，2024.4
ISBN 978-7-122-45133-0

Ⅰ.①科… Ⅱ.①王… ②姜… Ⅲ.①减肥－基本知识 Ⅳ.①R161

中国国家版本馆CIP数据核字（2024）第043729号

责任编辑：马冰初 王 雪　　　　文字编辑：张晓锦
责任校对：王鹏飞　　　　　　　　装帧设计：锋尚设计

出版发行：化学工业出版社
　　　　　（北京市东城区青年湖南街13号 邮政编码100011）
印　　装：北京新华印刷有限公司
880mm×1230mm　1/32　印张7　插页1　字数300千字
2024年8月北京第1版第1次印刷

购书咨询：010-64518888　　　　售后服务：010-64518899
网　　址：http://www.cip.com.cn
凡购买本书，如有缺损质量问题，本社销售中心负责调换。

定　　价：68.00元　　　　　　　　版权所有　违者必究

前 言

　　我从事临床营养工作三十年了，做了很多营养科普，其中不少与肥胖或减重有关。尤其是最近七八年，我和姜丹老师更是不间断地指导肥胖者减重，讲授医学营养减重课程，带领营养师们开办减重营、设计规范化减重食谱，积累了不少经验。我本人也亲历过减重，在2015年初的一百天里，通过管理饮食和日行一万步，我的体重从80kg减到70kg，且至今仍保持为70kg。

　　减重的饮食方法有好几种，如限能量平衡饮食、轻断食（又叫间歇性禁食）、高蛋白饮食、低碳水饮食、减重代餐和生酮饮食等。它们对饮食有不同的严格要求，适用于不同的情况。我经常说，减重没有最好的饮食方法，适合你的就是最好的。那么，有没有一种相对更普适、更简单易行、效果更好的减重饮食方法呢？我和姜丹老师在阅读肥胖和减重相关研究论文、解读相关指南及专家共识的基础上，再结合我们指导肥胖者减重的实践，总结提炼出一种系统性的减重方法——适度低碳水饮食法。

这里的"碳水"是指碳水化合物，包括淀粉、天然糖、添加糖和糊精等。适度低碳水饮食法首先要根据个人具体情况适度减少碳水化合物摄入，还要用全谷物/粗杂粮代替精制谷物，并增加膳食纤维摄入。这种饮食方法的减重效果明确，配餐简单。减重者只需识别富含碳水化合物的食物有哪些，并根据自身情况来决定限制摄入这些食物到怎样的程度（吃还是不吃）即可。适度低碳水饮食法有很大的灵活性，不良反应较少，容易长期坚持，不易反弹。

在这本书里，我们会详细介绍适度低碳水饮食法的减重配餐方案，以及应用适度低碳水饮食法减重的具体案例。减重配餐应用的是我和姜丹老师原创的"四格配餐法"。

四格配餐法就是每餐用一个餐盘或模拟餐盘划分成4个格子，分别盛放主食（S格）、蛋白质食物（P格）、蔬菜（V格）和补充食材（X格）。用四格来控制每餐食物的种类和数量，从而实现适度低碳水饮食并减重。为了更好地应用这种方法，我们给出了28天完整的减重餐示范食谱和制作方法，以及其中一部分餐品的照片。除此之外，本书还给出了10个应用适度低碳水饮食法减重的具体案例，他们减重的故事是曲折的，但你会发现，只要用对方法，认真执行，减重效果都非常好。

我们研究减重、教减重和指导肥胖者减重的实践一直在继续，本书是一个阶段性总结。希望它能帮助读者掌握科学减重的饮食方法，并能成功减重。

王兴国

2023年6月于大连

目 录

适度低碳水
饮食说明书

适度低碳水饮食的原理

适度低碳水饮食的"碳水"是指碳水化合物，包括淀粉、天然糖、添加糖和糊精等多种成分。膳食纤维、益生元和糖醇等成分虽然化学结构也属于碳水化合物，但因为较少被人体消化吸收，对人体能量平衡影响较小，几乎不会导致肥胖，故不在限制摄入的范围。相反，它们可以通过增加饱腹感、改善肠道菌群等途径帮助减重。

目前学术界用来解释肥胖发生的根本原因有两种理论，均与碳水化合物有关。第一种理论解释是经典的"能量代谢不平衡"，指饮食摄入的能量超过了身体消耗的能量（包括基础代谢、身体活动消耗和食物热效应等），多余的能量就会转化为脂肪储存在身体内，让人发胖。饮食摄入的能量主要来自食物含有的碳水化合物、脂肪和蛋白质三大营养素。其中，碳水化合物是日常饮食中最主要的能量来源（占50%～65%）。因此，要想减重就必须减少饮食能量摄入（同时增加身体能量消耗），最先减少碳水化合物摄入，也就是适度低碳水饮食。

解释肥胖发生根本原因的第二种理论是最近几年备受关注的"碳水化合物-胰岛素模型"。该理论认为，肥胖的关键是食用过多消化快、升血糖快的高碳水化合物食物，尤其是精制谷物和添加糖。这些食物引起较高水平的胰岛素反应，胰岛素是体内促进脂肪合成的主要激素，它一方面促使摄入的碳水化合物转化为脂肪，另一方面又使提供给肌肉和其他代谢组织的能量减少，导致大脑"误以为"身体没有获得足够的能量，从而发出饥饿信号，促进食欲，让人不知不觉吃更多食物。最终结果是，即使人体已经有了多余的脂肪，但仍会感觉饿，一发不可收拾。减重就是要少吃碳水化合物，尤其是少吃那些刺激胰岛素大量分泌的碳水化合物，让身体尽量少地合成、分泌胰岛素，进而减少体内脂肪合成。

总之，根据以上两种解释肥胖发生根本原因的理论，很容易得出一个结论，适度低碳水饮食是有效的减重方法。根据我们的实践经验，适度低碳水饮食是兼顾减重效果与日常生活，并考虑不同个体实际情况的系统性方法，而不是极端手段。科学减重强调配合习惯养成，不追求一朝一夕见结果。

适度低碳水饮食的定义

　　根据中国营养学会《中国居民膳食指南（2022）》的建议，普通成年人饮食碳水化合物供能比应为50%~65%，即在全天饮食摄入的能量中由碳水化合物提供的能量占50%~65%。《美国膳食指南》则建议这一比例是45%~65%。大多数国家成年居民推荐的和实际摄入的碳水化合物供能比≥45%，因此，饮食碳水化合物供能比<45%时就是低碳水饮食。

　　低碳水饮食又有不同的低碳水程度。

　　轻度低碳水饮食每天碳水化合物摄入量为200g左右（其中主食干重200g）。

　　中度低碳水饮食每天碳水化合物摄入量为150g左右（其中主食干重100~150g）。

　　极度低碳水饮食每天碳水化合物摄入量为50g以下（不吃或极少吃主食，连水果也限制摄入），通常是指生酮饮食。

要精确地描述低碳水程度是困难的，因为很显然碳水化合物摄入量由高而低是连续的，只能人为地、生硬地划分为"轻度""中度"和"极度"低碳水。而且，实践应用时还要考虑个体的不同情况，如年龄、性别、饮食总能量摄入和身体活动量等。因此，从实用出发，我们推荐采用适度低碳水饮食，即根据个人不同情况，比如肥胖程度、身体活动量、饮食习惯、患病情况和减重需求等，来决定限制哪些富含碳水化合物的食物，以及限制到什么程度（不多吃、少吃和完全不吃）。

　　比如，不怎么胖的人管理体重（预防超重或肥胖）宜采用轻度低碳水饮食；伴有高血糖、高血压等代谢性疾病的肥胖者减重适合中度低碳水饮食；大体重快速减重可采用极度低碳水饮食（生酮饮食），但需要在专业人士指导下进行。

　　另外，特别值得强调的是，适度低碳水饮食并不仅仅是减少碳水化合物的摄入量，还要选择消化吸收较慢、升血糖作用较弱的碳水化合物才行。这通常意味着不吃添加糖的食物，用全谷物/粗杂粮代替一部分或全部精制谷物。不论怎样的低碳水饮食，都应该摄入较多的蔬菜和其他富含膳食纤维的食物，以及一定量的奶类、蛋类、肉类、鱼虾和大豆制品、坚果等富含蛋白质的食物。

适度低碳水饮食核心方法

适度低碳水饮食的关键之处在于识别哪些是需要限制的碳水化合物，哪些是不用限制的或稍加注意即可的碳水化合物。

* 添加糖要尽量少吃或不吃

"添加糖"是指人为添加到面包、饼干、饮料、糕点、小零食等各种加工食品以及菜肴中的蔗糖（白砂糖、红糖、冰糖）、葡萄糖、果糖、麦芽糖、糖浆等，但不包括水果中天然含有的糖。蜂蜜算不算添加糖有争议，但也要控制摄入量。

对普通成年人而言，每天摄入的添加糖最好不要超过25g（5%总能量）。值得注意的是，绝大多数含糖饮料一瓶中添加的糖都超过25g。因此，减重时不能喝饮料，也不能吃甜点等血糖指数（GI）较高的食物。日常烹调时不要加糖，购买加工食品时要留意配料表中是否有白砂糖、果糖、葡萄糖、麦芽糖（饴糖）、果葡糖浆、麦芽糖浆等添加糖。

如果一定要喝饮料的话，建议选择无糖饮料、零糖零卡饮料等。此类饮料用甜味剂来代替添加糖，如三氯蔗糖、赤藓糖醇、甜菊糖等，这些"代糖"不属于添加糖，其本身很少提供能量，理论上不会让人发胖。

另外，要当心那些打着健康旗号却添加糖的食品，比如酸奶，大多数酸奶添加糖约为8%或10%，与一般含糖饮料不相上下！适度低碳水饮食只推荐不加糖的酸奶和牛奶。

* 精制谷物宜少不宜多

精制谷物是指白米、白面等经过精细碾磨加工的谷类及其制品，如白米饭、白粥、白馒头、白面包、白面条等常见的主食，以及饼干、方便面、米粉、糕点、小零食等。它们营养价值低，饱腹感弱，消化吸收快，血糖指数（GI）较高，餐后血糖较高，引起较高水平的胰岛素反应，进而促进体内脂肪合成。

除日常主食外，精制谷物也是制造加工食品、超加工食品最常用的原料之一。为了更好吃，食品加工业还会把谷物中的淀粉进一步加工成芡粉、糊精、麦芽糊精、麦芽糖浆、果葡糖浆等淀粉制品来使用。适度低碳水饮食首要的一个原则就是要少吃所有精制谷物及其制品。

* 以全谷物/粗杂粮为主食

全谷物是指谷物在研磨加工过程中保留全部或大部分的谷粒外层（糊粉层、麸皮和胚芽）。糙米和全麦面粉就是典型的全谷物，糙米可以煮粥或与大米混合做米饭；全麦面粉可以做全麦馒头、全麦面包、全麦面条等。除了水稻和小麦，燕麦、玉米、小米、高粱、大麦、荞麦等谷物一般很少进行精细碾磨（去掉谷粒外层），往往都是全谷物，可以用来煮粥、做米饭（与大米混合）、做面食等。与这些杂粮类似，绿豆、红小豆、红腰豆、红芸豆、白芸豆、扁豆、鹰嘴豆、蚕豆、干豌豆等杂豆类虽然并非谷物，但营养特点与谷物接近，且通常未经碾磨，可带皮食用，所以也归入粗杂粮的范畴。一般需要经过冷水浸泡8～10小时再与大米混合做杂豆饭或杂豆粥。

全谷物或粗杂粮不但含更多的膳食纤维、维生素、矿物质和植物化学物等营养素，而且消化吸收较慢，血糖指数（GI）较低，餐后血糖水平较低，刺激胰岛素分泌的作用较弱，有助于血糖管理和体重控制，能预防2型糖尿病、高脂血症、高血压、心血管疾病和某些癌症等，还促进肠道健康和菌群平衡。适度低碳水饮食要求主食以全谷物或粗杂粮为主（比例要超过1/2）。

因为目前对全谷物和全谷物食品并无统一的国家标准，只有大致的定义。所以现在市面上所谓的"全谷物食品"并不是那么纯正，以全麦面粉为例，不同的产品颜色深浅不一、质地粗细不同、加工程度也不一样；全麦面包更是形形色色，有的仅含很少全麦粉（主要成分还是普通面粉），还有的只是额外添加了点麸皮而已。消费者在购买这些全谷物食品时一定要看配料表，注意一下全谷物的比例或排位（加工食品配料表中排位越靠前的原料比例越大）。

不过，话又说回来，可能也没必要纠结全谷物是否100%纯正，毕竟最终还是要粗细搭配。即使我们自己做杂粮饭、杂豆粥、粗粮馒头，也通常是把全谷物/粗杂粮与白米白面等精制谷物混合食用，严格地讲，它们也不是100%纯正的全谷物，只要对减重有帮助就可以了。是否为100%纯正全谷物并不重要，不全是精制谷物或减少了精制谷物才是最重要的。

＊富含淀粉的蔬菜可代替主食

众所周知，土豆（马铃薯）、地瓜（红薯）、紫薯、山药、芋头、豆薯（沙葛）等薯类富含淀粉，可以作为主食吃，但又经常用来烹制菜肴。与之类似的还有莲藕、葛根、蕨根粉、粉丝、粉条、凉粉等，主要成分也是淀粉。大致说来，它们与米饭可以按照2：1或1.5：1的比例换算。适度低碳水饮食只推荐用少量薯类代替主食，不能作为蔬菜食用，不推荐吃各种薯类制品或其他淀粉制品替代吃蔬菜。

除上述富含淀粉的蔬菜之外，绝大部分蔬菜含碳水化合物较少，含量在1%～5%，其中还有一部分是膳食纤维。所以适度低碳水饮食推荐多吃新鲜蔬菜（不包括上述富含淀粉的蔬菜），每天要超过500g。

＊水果可以适量食用

水果，尤其是深色水果的营养价值较高，如猕猴桃、柑橘、芒果、樱桃、草莓、西瓜、葡萄、蓝莓、大枣、杨梅、桑葚等。水果经常与蔬菜相提并论，但与蔬菜明显不同的是水果含糖较多，甜酸可口，有人很爱吃水果，一天可以吃很多，反而不利于减重。适度低碳水饮食推荐水果摄入量以每天250～500g为宜。

＊其他含碳水化合物的食物也要注意

纯牛奶天然含5%左右的碳水化合物，几乎全部是乳糖。

大多数酸奶碳水化合物含量在13%左右，其中5%左右是天然含有的，其余8%左右是添加糖。适度低碳水饮食建议选用纯牛奶和不加糖的酸奶。

豆腐、豆腐干、豆浆等大豆制品天然地含有一些碳水化合物。核桃、花生、瓜子、开心果等坚果也含有一些碳水化合物；栗子、莲子和百合则以碳水化合物为主要成分。

新鲜肉类、鱼虾和蛋类也含有很少量的碳水化合物，在2%左右。但很多加工肉类，如香肠、火腿肠、肉罐头等，会添加淀粉或糖，碳水化合物含量达到10%或更多。不只加工肉类，大多数加工食品，甚至包括啤酒、红酒等都或多或少地含有碳水化合物。购买加工食品时一定要注意标签上营养成分表中碳水化合物含量数据。

* 增加膳食纤维摄入

膳食纤维不是一种食物，而是一类营养成分，也属于碳水化合物范畴，对减重十分有益，所以适度低碳水饮食建议增加膳食纤维摄入，最好每天30g以上。

日常饮食中的膳食纤维主要来自全谷物/粗杂粮、蔬菜、水果、豆类和坚果等植物性食物，鱼肉蛋奶等动物性食物几乎不含膳食纤维。不同的植物性食物提供种类不同、数量不等的膳食纤维。比如，燕麦和大麦含较多黏性β-葡聚糖；秋葵中黏糊糊的果胶也是膳食纤维，含量是蔬菜中最多的；用菊苣或菊芋的根制成的菊粉以低聚果糖和多聚果糖等膳食纤维为主要成分；魔芋粉及其制品（如魔芋丝、魔芋结、魔芋豆腐等）以葡甘露聚糖为主要成分，葡甘露聚糖又称魔芋胶，是自然界分子量最大、黏度最高的膳食纤维；在全谷物、杂豆类、薯类和青香蕉中有一些不能被人类小肠消化吸收的淀粉，称为"抗性淀粉"，是近些年发现的新型膳食纤维；亚麻籽和奇亚籽含大量膳食纤维；海藻类（海带、紫菜、裙带菜等）和食用菌（香菇、木耳、金针菇、茶树菇等）含较多褐藻多糖和香菇多糖，也可算作膳食纤维。

市面上，抗性糊精、青香蕉粉（抗性淀粉）、麦麸制品、大豆膳食纤维、菊粉、魔芋粉等产品均可用来补充膳食纤维。

适度低碳水饮食配餐方法和推荐食材

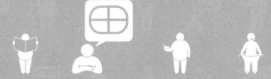

什么是四格配餐法

营养食谱是人们关注营养、践行健康饮食的基本参考，也是解决肥胖、"三高"等健康问题和指导孕产妇、儿童、老年人等特殊人群饮食问题的基本工具。我们营养师经常编制食谱指导人们调理身体健康，在大量食谱实践的基础上，我们原创了"四格配餐法"，用该方法搭配三餐饮食，既简便实用又经得起营养素分析评价。

简单地说，"四格配餐法"是把一个餐盘或模拟餐盘划分成4个格子，4个格子分别装上不同的食物，即主食（S）、蛋白质食物（P）、蔬菜（V）和补充食材（X），从而实现营养搭配均衡。四格配餐法示意图如图2-1所示。四格配餐法强调"按餐搭配"，在一餐内基本实现营养均衡。最好每一餐都能吃成"四格"，如果做不到，那就吃好当下这一餐，"吃好一餐是一餐"。这样就降低了人们践行健康饮食原则的难度。

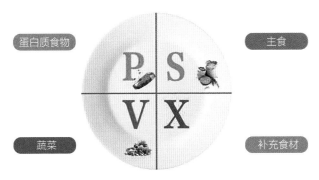

图 2-1　四格配餐法示意图

主食（S）是指谷类（米、面、杂粮等）、薯类（土豆、红薯等）和杂豆类（如红豆、绿豆等），要粗细搭配；蛋白质食物（P）是指鱼肉蛋奶和大豆制品，每餐必备；蔬菜（V）是指各种叶类、菌藻类、茄果类等，主要推荐深颜色的蔬菜；补充食材（X）是四格配餐法的关键，要根据不同身体情况来安排食物。

比如，减重者的补充食材是脱脂牛奶、魔芋制品（魔芋丝、魔芋豆腐等）、高膳食纤维蔬菜（秋葵、木耳、芹菜等）和低糖水果（柚子、苹果、橘子、草莓等）等能量较低、饱腹感较强的食物。

又比如，孕产妇的补充食材包括海藻类（海带、紫菜等，每周1～2次）、动物肝脏及血（每周1～2次）和深海鱼（每周2～3次），这些都是孕产妇膳食指南特别推荐的食物；高血压患者的补充食材主要是高钾的蔬菜水果（新鲜豌豆、毛豆、菜豆、番茄、彩椒、口蘑、香蕉等），因为钾可以辅助降低血压。

不同人群都可以通过四格配餐法来搭配饮食，实现营养均衡。用好四格配餐法，要注意三个关键要素：使用四格分餐盘；通过SPVX四格分类及控制食物大致比例；充分利用推荐食材清单。

* 使用四格分餐盘

分餐有助于控制食物总量和营养搭配。四格分餐盘有四个不同的分格，每个格子里要装上不同种类的食物。在实际家庭生活中，可以多准备几个分餐盘，把全家的食物都烹制好，然后分装在各自的分餐盘中，掌握食物总量和营养搭配。熟练使用四格餐盘，养成习惯之后，用普通的碟子或小碗也能凑成"四格"，或者用一个大盘子分四个区域盛放上述四类食物也是可以的。这种"盘中无格，心中有格"可以应对在外聚餐、食堂就餐或吃外卖餐食等多种生活场景，是四格配餐法的灵活使用境界。

* 通过SPVX四格分类及控制食物大致比例

四格配餐法中，每个格子盛放一类食材，通过格子大小来给食物大致定量。一般建议购买每个格子大小在200～300mL的四格分餐盘，格子可以装满，也可以装八成或一半，以此调整各类食物的数量。不同的人群各类食物的比例/数量也有所不同，比如减重餐的主食要少一点儿，补充食材要增加一些；而增重餐的主食和蛋白质食物要多一些；控血糖餐的主食也要少一点儿，蛋白质食物要增加一些。

* 充分利用推荐食材清单

除了特别强调"分餐"和"四格"之外，四格配餐法还强调选择合适的食物/食材。在食物多样化的基础上，要注意多吃一些相对更健康、更营养的好食物。有些食材是营养搭配的关键，对减重、控制血糖等特定情况或者对孕产妇、儿童等特殊人群有特别重要的作用。为此我们针对不同情况或人群，给出了推荐食材清单。不同人群根据需要选用我们推荐的食材，对保证营养素摄入、改善相关健康问题具有非常重要的意义。

适度低碳水饮食的四格配餐法

本书提倡的适度低碳水饮食减重也可以用四格配餐法来落实食谱，我们称之为"四格减重餐"。其特点是主食要减少一点儿，增加一些能量较低、营养素较多的食物。四格减重餐示意图如图2-2。

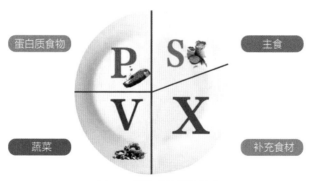

图 2-2　四格减重餐示意图

主食（S格）略小，不到盘子的1/4，因为主食是饮食能量和碳水化合物的主要来源，减重饮食要减少能量和碳水化合物摄入，所以减重餐的主食摄入量要减少，这是四格减重餐的关键；蛋白质食物（P格）是指蛋类、鱼虾、肉类和大豆制品等，每餐大约占整个盘子的1/4；蔬菜（V格）每餐至少有一格，占整个盘子的1/4；补充食材（X格）也是四格减重餐的关键，这个格子要大、要装满。这就是四格减重餐的基本划分了，既能控制能量和碳水化合物摄入以减轻体重，又能做到营养搭配均衡。

刚开始落实四格减重餐时，购买一个合适的分餐盘是很重要的。我们推荐以下两种分餐盘：

第一种，分餐盘四个格子大小一致，每个格子是200mL，总体容积在800mL左右（如图2-3所示）。这种分餐盘适合日常

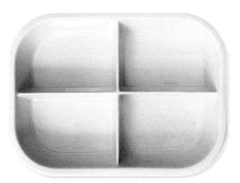

图2-3　四格分餐盘（均一型）

食量不大的减重者，盛装食物时主食（S格）装至2/3即可，不要装满格；蛋白质食物（P格）、蔬菜（V格）和补充食材（X格）装满格即可。

第二种，分餐盘四个格子大小不一（如图2-4所示）。第一个格子和第二个格子容量为200mL，第三个格子和第四个格子容量是300mL，总体容积在1000mL左右。这种分餐盘适合平时食量较大的减重者。两个较小的格子装主食（S格）和蛋白质食物（P格），可以控制能量摄入；两个较大的格子装蔬菜（V格）和补充食材（X格），可以提供更强的饱腹感。

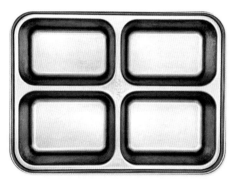

图2-4　四格分餐盘（不均一型）

有了四格分餐盘，我们再详细说明每个格子盛放什么食物。"四格"只是个大概框架，格子里面装什么食物其实更加重要。选择食物的整体原则是，既要减少能量和碳水化合物摄入，又要保证营养素摄入相对均衡，还要让每餐都有较强的饱腹感以避免挨饿，这样的减重食谱才能持续。

S格的主食是减重餐中的关键。 很多减重的人知道要少吃主食，但只是"少"不行，还要吃得"好"！也就是要吃粗细搭配、饱腹感强、营养素含量更丰富的主食。普通的白米饭、白馒头、白粥、白面条、白面包等精制谷物均不是"好"主食。"好"主食是指杂粮米饭、杂豆粥、全麦馒头、全麦面包、玉米饼、燕麦片、荞麦面条等粗细搭配且以粗为主的主食。

这些以全谷物或粗杂粮为主的食物含膳食纤维较多，饱腹感较强，维生素和矿物质含量较丰富，对减重的帮助很大。主食要特别推荐杂豆类，如红小豆、红芸豆、红腰豆、绿豆、鹰嘴豆等，膳食纤维含量更高，消化很慢，饱腹感更强，特别适合减重者。杂豆类需要提前用冷水浸泡8~10小时，再与大米按照1∶1的比例混合起来做成杂豆米饭，既好吃，又减重。注意，S格的主食强调的是粗细搭配，即用全谷物或粗杂粮代替一部分或大部分精制谷物，并不是说一点儿白米、白面也吃不得。

此外，马铃薯（土豆）、红薯、山药、芋头、紫薯等薯类，也是推荐的主食。与普通的白米饭、白馒头等主食相比，薯类的能量较低，饱腹感较强。100g马铃薯的能量与60g白米饭的能量相当，前者比后者更顶饿，且营养价值更高。

在没有粗杂粮主食或薯类可吃的情况下（比如在外就餐时），选择代餐主食也是不错的吃法。代餐主食是指代餐饼干、代餐粥、代餐米饭、代餐面条、代餐面包等，此类产品大多数加入了抗性糊精、膳食纤维粉、魔芋粉等特殊成分，消化吸收很慢，饱腹感很强，也很顶饿，并且含能量和碳水化合物较少。

总之，减重者应尽量少吃或不吃白米饭、白馒头、白面包等精制谷物类主食，因为它们在精制加工过程中损失很多营养，而且饱腹感较差，消化吸收速度较快，不顶饿。那些加了油或者糖的主食尤其不能吃，如油条、油饼、麻花、麻团、糖饼、起酥面包、糖豆包等，这些食物营养价值较低且能量"爆棚"。

P格的蛋白质食物是减重增肌的宠儿。减重餐中的蛋白质食物一定要选富含优质蛋白且脂肪含量较低的品种。鱼虾类是最值得推荐的，与大多数肉类相比，鱼虾的脂肪含量都较低，能量较低。无论是海鱼，还是淡水鱼都值得推荐。

瘦肉也是推荐的蛋白质食物，比如精瘦肉、瘦牛肉、瘦羊肉和鸡胸肉等。"瘦"意味着脂肪较少、蛋白质较多和能量较低，有助控制体重。这些瘦肉也富含维生素B_1、钾、铁、锌、硒等重要营养素。但一定要注意，肥肉、五花肉、肥牛、肥羊、排骨等吃起来香嫩多汁的肉类都是高能量、高脂肪的，减重者应少吃或不吃。要少吃或不吃的还有加工肉类，如火腿、香肠、腊肉、腊肠、培根、肉干、肉罐头等。这些加工肉类常常额外添加脂肪、淀粉等，能量较高，营养价值较低。减重者如果特别想吃加工肉类，每周不要超过一次。

蛋类是减重者不可或缺的蛋白质食物。蛋类营养价值很高，是优质蛋白、磷脂、B族维生素、维生素A、维生素D、维生素E、维生素K、铁、锌、硒等营养素的重要来源。推荐减重者每天可以吃1~2个鸡蛋，或重量大致相当的其他蛋类，如鸭蛋、鹅蛋、鹌鹑蛋等。当饮食中鱼类、肉类或奶类不足时，还可以增加蛋类（如每天2~3个鸡蛋）来弥补。尤其是蛋白，只含蛋白质不含脂肪，是控制能量摄入时补充优质蛋白的最佳选择之一。

大豆及其制品，如豆腐、豆腐干、干豆腐（豆腐皮或千张）等都属于优质蛋白质食物，且脂肪含量普遍较低，也是减重者的理想选择。大豆制品不仅是磷脂、膳食纤维、钙、钾、B族维生素、维生素E等营养素的重要来源，还含有植物雌激素、大豆皂苷、大豆低聚糖、大豆甾醇等保健成分。推荐减重者每天摄入25g大豆或相当量的大豆制品。

鱼虾、肉类、蛋类、大豆制品等蛋白质食物是减重餐重要的组成部分，但要注意烹调方式，推荐蒸、煮、炖、焖、汆等方式加工，不要使用油炸、烧烤、加糖、加油的方式进行烹调，以免额外增加能量摄入。

V格的蔬菜既帮助减重，又补充营养。减重餐的每一餐都必须有至少一格的蔬菜，且不少于整个分餐盘的1/4，平均每餐至少200g。蔬菜含能量和碳水化合物极少，含膳食纤维、维生素和矿物质较多，消化较慢，饱腹感较强。减重者要有意识地增加蔬菜摄入量，尽量多吃一些。推荐以深色蔬菜为主，包括深绿色（菠菜、西蓝花、生菜、小白菜、芥蓝等）、深红色蔬菜（番茄、胡萝卜等）、深紫色蔬菜（紫甘蓝、苋菜等）。芹菜、蒜薹、韭菜薹、芦笋、娃娃菜、韭菜、莴笋叶、木耳菜、苋菜、红薯叶、秋葵等含膳食纤维更多，饱腹感更强，尤其适合减重者食用。

此外，蔬菜的烹调方式也是控制能量摄入的关键。推荐清炒、白灼、水煮、榨汁、生吃等方式加工，可以减少油盐的摄入，有助减重。

X格"补充食材"是减重餐的又一个关键，每一餐都应该用心安排。从分餐盘格子的大小看，补充食材格容量最大，一定要装满、吃足。我们推荐一些能量很低、饱腹感很强的食物装在其中，这能强化减重效果。X格重点推荐如下食材：

首屈一指是黄瓜、圣女果、番茄、彩椒、水萝卜、胡萝卜等可生吃凉拌的蔬菜，以及魔芋制品（魔芋丝、魔芋结、魔芋块、魔芋片、魔芋豆腐等）、秋葵、木耳、芹菜、芦笋、莴笋等高膳食纤维的蔬菜。此外，紫甘蓝、菠菜、苋菜、香菇、木耳、海带、裙带菜等蔬菜也可以作为补充食材。

除蔬菜之外，X格"补充食材"也可以是脱脂牛奶、不加糖酸奶、蛋白、大豆制品（比如豆浆）等蛋白质食物，这些食物能量不高，营养价值一流。补充食材还可以选低糖水果，如柚子、苹果、橘子、草莓、樱桃、西瓜等。此外，减重期间可以根据个体情况，合理补充一些复合维生素矿物质等营养补充剂。

总体而言，"四格减重餐"就是用四个格子作为"基本盘"，通过四个格子的尺寸大致控制各类食物的数量，搭好减重餐的基本框架。在此框架基础上，精心选择各类食材，确保减重效果和保障营养素供给。

我们把S、P、V和X四个格子中推荐的食材汇总成推荐食材清单（表2-1），大家在搭配减重餐时优先选择清单上的食材，能达到更好的减重效果，营养素摄入也更容易达到均衡的要求。

表2-1 四格减重餐推荐食材清单

主食 （S）	蛋白质食物 （P）	蔬菜 （V）	补充食材 （X）
红豆 / 绿豆	鸡胸肉	生菜 / 菠菜	小麦胚芽粉
小米	里脊肉	油菜 / 菜心	食用菌
燕麦	牛腱肉	苦苣	海藻类
藜麦	三文鱼	芹菜	魔芋制品
全麦面包	虾	西蓝花 / 菜花	亚麻籽粉
意大利面	龙利鱼	紫甘蓝 / 圆白菜	脱脂牛奶 / 不加糖酸奶
玉米	大豆制品	小白菜 / 娃娃菜	蔬菜汁
紫薯 / 马铃薯	鸡蛋 / 蛋白	番茄	柚子 / 苹果 / 橘子 / 草莓 / 火龙果
代餐主食	茄汁黄豆 / 毛豆	秋葵	乳清蛋白粉
全麦面粉		彩椒	复合维生素 矿物质补充剂

适度低碳水饮食减重餐推荐食材

*红豆（红小豆、红芸豆）

红豆种类很多，常见的有红小豆、红芸豆等。红豆含有较多蛋白质（20.2%）和钾、铁、硒、磷等重要营养素，膳食纤维含量尤其多，含量高达6%~10%。红芸豆和红小豆能提供很强的饱腹感、顶饿，是减重者理想的主食选择。它们适合与普通大米混合做成红豆米饭，但要提前浸泡8小时左右，然后与普通大米同煮，才能一起熟。红豆还可以煮熟、煮烂做成红豆馅，包红豆包。注意，外购的红豆沙或红豆馅大多数都加糖或淀粉，且过滤掉外皮，膳食纤维含量剧减，故不建议食用。

*绿豆

绿豆也含有较多蛋白质（21.6%）、膳食纤维（6.4%）、维生素和矿物质等重要营养素，还含有类黄酮、单宁、皂苷、豆固醇等保健成分。像红豆一样，绿豆的淀粉结构特殊且膳食纤维含量很高，故能提供很强的饱腹感，是非常值得推荐的粗粮。绿豆最常见的吃法是用少量绿豆与大米混合煮成绿豆粥。煮绿豆粥时，绿豆要先单独加水煮开约10分钟，再加入大米继续煮。绿豆也可以与大米混合做绿豆米饭，制作前绿豆也需要先浸泡8小时左右。

* 小米

小米是最值得推荐的粗粮之一，营养价值超过大米，维生素B_1的含量是大米的4~5倍，钾和铁的含量也高于大米。小米口感比大米粗糙，不太适合单独做米饭，比较常见的做法是大米和小米混合做成"二米饭"，口感很好，是减重者最初尝试杂粮饭的首选。做二米饭时，小米无须提前浸泡，可以与大米同煮同熟，做起来很方便。除了做二米饭，小米还特别适合熬粥。

* 燕麦（燕麦片、燕麦米、燕麦粒）

燕麦是减重的明星食材，其膳食纤维含量高达10.6%，远超其他粗杂粮，其饱腹感强且食用方便。市场上的燕麦食品特别多，其中燕麦片、燕麦米、燕麦粒、燕麦碎、燕麦粉等基本保留了燕麦主要营养成分和大部分健康益处，都特别适合减重者食用。燕麦米无须浸泡可以直接与大米混合煮成燕麦米饭，燕麦片则更适合煮粥。但要注意，很多市场上销售的"营养麦片""早餐麦片"并非纯燕麦，看包装上配料表可知，它们经常是其他谷物片，含很少燕麦或不含燕麦，不具备燕麦的健康益处，不推荐减重者食用。

* 藜麦

藜麦是一款网红食材，经常出现在减重餐或轻食餐中。虽然藜麦并非谷物，而是属于藜科，大致相当于蔬菜种子，但从其营养成分来说，完全可以作为粗杂粮食用。藜麦富含淀粉、蛋白质、维生素、矿物质、膳食纤维等基本营养素，还富含酚类、黄酮类、皂苷类及植物甾醇等植物活性物质，营养价值远超一般全谷物。藜麦可以与普通大米混合做饭或者煮粥，也可以泡好、煮熟之后，与蔬菜拌在一起做成藜麦沙拉，既有颜值又有营养。

＊玉米面、玉米糁、玉米糙、鲜玉米

玉米又称苞谷、苞米，是最常见的杂粮之一，富含钾、镁和B族维生素，还有少量类胡萝卜素，如玉米黄素、叶黄素，它们是黄色玉米中的天然色素，故黄色玉米营养价值更胜一筹。玉米常被加工成玉米面、玉米糁、玉米糙等，可以做玉米饼、窝窝头、玉米发糕，还可煮粥或与大米混合做杂粮米饭。直接食用蒸煮好的新鲜玉米也很适合减重者，吃新鲜玉米时，建议连玉米粒的胚芽（俗称胚尖，是玉米粒最下方的黄色部分）都吃进去，营养更佳。

＊糙米

糙米是指稻米谷粒脱去稻壳后的籽粒。糙米经过碾磨加工，去掉大部分皮层和一部分胚后，就变成普通大米（精白大米）。与普通大米相比，糙米含有更多的维生素、矿物质、膳食纤维等成分，营养价值更高，饱腹感也更强，很适合作为减重餐的主食。糙米是最常见的全谷物或粗杂粮之一，很多超市均有销售，一般和大米搭配煮粥或做饭食用。做糙米饭时最好把糙米提前浸泡几小时，否则不易烂熟，需要煮很长时间。

* 全麦面粉

全麦面粉是指用未去除麸皮和胚芽的小麦粒碾磨成的面粉，其颜色比精白面粉黑，口感也较粗糙，但它保留了麦粒外层所含维生素、矿物质、膳食纤维等成分，营养价值较高，是最值得推荐的全谷物或粗杂粮之一。全麦面粉可以直接用来制作馒头、花卷、饺子、包子等面食，麦香味更浓，饱腹感也更好，特别适合减重者食用。不过，现在超市里大多数"全麦粉"不是很正宗，基本还是白色的，只是比普通面粉略粗、颜色稍深一些而已，仅保留了一部分麸皮和胚芽，其健康效益不如纯正的全麦粉。

* 全麦面包

全麦面包是以全麦面粉为主要原料制作的面食，相比于普通面包，全麦面包中含有更多的膳食纤维、维生素和矿物质，是值得推荐的减重主食。大部分全麦面包的原料都不是100%全麦，还会添加普通面粉、糖和油脂等，购买全麦面包时要注意看标签上的配料表，建议优先选择全麦粉排在首位的品种。"全麦粉"在配料表中的排序越靠前，意味着全麦的比例越高。糖和油脂在配料表中的排序越靠后，说明糖和脂肪含量越少。

除配料表外，还可以关注面包的营养成分表，对减重者而言，营养成分表中"能量"一项数值越低越好。

*荞麦挂面

荞麦也是全谷物，其膳食纤维含量远高于精白米面，维生素B_1、烟酸、维生素E及铁、锰、锌等营养素的含量也比较丰富。用荞麦做的荞麦挂面比普通白面条消化更慢，更顶饿，特别适合减重者。目前市面上售卖的荞麦挂面大多数还掺了不同比例的小麦粉或黑麦粉，购买荞麦挂面时要注意产品配料表中荞麦粉的排位，推荐买荞麦粉排在第一位的荞麦挂面。有的荞麦挂面产品配料表注明荞麦比例超过51%，是比较好的。当然，如果是100%荞麦粉，没有其他面粉就更好了。

*意大利面

意大利面也被称为意粉或意面，是西餐中的"面条"，有很多种类，外形和名称各不相同。经典的意大利面是用硬质粗粒小麦粉（杜兰小麦）制成的，比普通小麦粉制成的面条更有筋度，其蛋白质和膳食纤维含量更高。意大利面筋道、耐煮、饱腹感强、消化速度慢，很顶饿，特别适合减重者食用。

＊紫薯

紫薯又叫黑薯，薯肉呈紫色至深紫色，其淀粉、维生素C、胡萝卜素、钾及膳食纤维等主要营养素含量与其他薯类相仿，但花青素含量令其他薯类望尘莫及，花青素有很强的抗氧化作用，能清除体内自由基，具有一定的保健价值。紫薯一般作为主食食用，其营养价值超过白米饭、白馒头等普通主食。紫薯可以蒸、可以煮，还可以加在米饭里或放在粥里。紫薯蒸熟之后放在面粉里和面，做成面食，也很好吃。

＊代餐主食

常见的主食类代餐有代餐饼干、代餐米饭、代餐面包、代餐面条等。此类产品的外观、口感和成分或有不同，但共同特点是含能量较少、饱腹感较强、消化吸收较慢、顶饿。这是因为代餐主食中除了面粉还会加入魔芋粉、菊粉、白芸豆粉、抗性淀粉、膳食纤维、低聚糖、糖醇。这些成分大大增强了代餐主食的饱腹感。用代餐产品代替日常主食后，可以明显减少饮食总能量摄入，从而减轻体重。此外，大多数代餐主食开袋即食，非常方便，颇受减重者欢迎。

* 鸡胸肉

鸡胸肉在减重界是首屈一指的明星食材，吃鸡胸肉减重健身几乎是所有减重者的共识。鸡胸肉是最值得推荐的蛋白质食物之一，与其他大多数禽畜肉类相比，鸡胸肉蛋白质含量更高（24.6%），脂肪含量更低（1.9%），而且鸡胸肉肉质细嫩、易加工，适合炒、煎、炖、蒸等多种烹调方式，减重人群要常吃这款食物。

* 里脊肉（猪、牛）

里脊肉几乎是动物身上最瘦的部分，猪里脊脂肪含量不超过8%，牛里脊脂肪含量不超过5%，故提供的能量较少，但营养价值较高，蛋白质含量都在20%左右，维生素和矿物质（尤其是铁、锌）含量丰富，很适合减重者食用。烹制里脊肉时需要掌握恰当的火候，烹炒的时间不宜太长，否则很容易口感发柴。里脊肉还可以用来做馅或做成肉丸，口感会改善很多。

* 三文鱼

三文鱼是典型的富脂鱼类，脂肪含量比一般鱼类多，但也只有8%左右，低于大多数禽畜肉类。三文鱼所含脂肪有很多ω-3型脂肪酸，可以调节血脂，降低体内炎症，对视力和神经系统亦有益处。三文鱼还富含蛋白质、维生素A、维生素D、铁、锌等重要营养素，整体营养价值很高。再加上三文鱼肉质细嫩鲜美，口感爽滑鲜香，三文鱼很受减重者欢迎。三文鱼吃法很多，煎、炖、烤等方式都很美味。除了单独食用，三文鱼还可以炒饭、煲汤、炖豆腐、拌沙拉等。

＊虾

虾的种类多，常见的有海虾、白虾（淡水虾）、北极虾、基围虾、磷虾、小龙虾等，所有虾都是高蛋白质（20%左右）、低脂肪（1%左右）、低能量的优选食物，几乎不含糖类，很适合减重者食用。尤其海虾的营养更是海鲜中的佼佼者。除高含量的优质蛋白质外，海虾还含有多种维生素和微量元素。海虾烹调方法比较简单，可以水煮、红烧、做汤，还可以扒出虾仁烧菜或做成馅料。

＊鸡蛋/蛋白

蛋类是优质蛋白、磷脂、B族维生素、维生素A、维生素D、维生素E、维生素K、铁、锌、硒等营养素的重要来源。蛋类不仅营养素含量齐全、丰富，还易于消化吸收，所以具有极高的营养价值。推荐减重者平均每天吃1～2个鸡蛋（大约50g）或重量大致相当的其他蛋类，鸭蛋、鹅蛋、鹌鹑蛋等均可。当饮食中鱼类、肉类或奶类不足时，还可以增加蛋类（如每天2～3个鸡蛋）来弥补，但蛋黄能量较高，如果想进一步减少能量摄入可以只食用蛋白。

* 脱脂牛奶

奶类富含优质蛋白质和钙，是膳食钙的最佳来源。最适合减重者的奶类是脱脂牛奶。100mL全脂牛奶里至少有3g脂肪，而100mL脱脂牛奶里脂肪还不到0.5g。千万不要小瞧全脂牛奶里这3%的脂肪，一包300mL全脂牛奶脂肪接近10g，相当于100kcal能量，约等于半碗米饭的能量。脱脂牛奶只是减少了脂肪，而蛋白质和钙并没有减少。需要控制体重或日常饮奶量比较多的人，喝脱脂牛奶是最好的选择。

* 不加糖酸奶

酸奶是牛奶的发酵制品，口感好、容易消化，很受欢迎。

减重者选择酸奶务必关注含糖量，不加糖酸奶对减重更有帮助，可以减少额外的能量摄入。酸奶产品标签上营养成分表中碳水化合物含量越高，则说明添加糖越多。减重者最好选择不加糖酸奶，即酸奶配料表中没有糖，营养成分表"碳水化合物"含量在5%左右。

＊豆腐、豆腐干、干豆腐

减重者要多食用大豆制品，如豆腐、豆腐干、干豆腐等，以补充优质蛋白和钙。大豆制品中还含有多不饱和脂肪酸、磷脂、膳食纤维、钙、磷、镁、B族维生素等营养素以及大豆异黄酮、大豆皂苷等保健成分。大豆制品的烹调方法有很多，可以炒菜、炖汤和凉拌等。豆腐、豆腐皮等可以与肉类一起炒，也可以同蔬菜搭配一起炒，食用非常方便。

＊乳清蛋白粉

乳清蛋白粉专门用来补充优质蛋白，有促进肌肉合成的作用。乳清蛋白含较多必需氨基酸，且其模式与人体氨基酸模式很接近，故吸收利用更好。高纯度的乳清蛋白粉只含很少的脂肪和糖类，很适合健身、减重人群食用。理论上，乳清蛋白粉的摄入量应根据减重者日常饮食蛋白质摄入量来确定，缺多少补多少，但如果日常饮食蛋白质摄入量难以评估，那就可以每天补充20～30g（以蛋白质计算）。选择乳清蛋白粉时，要注意其营养成分表中蛋白质的含量，建议选择蛋白质含量（纯度）≥85%的。因为高纯度的乳清蛋白粉口感通常较差，所以很多乳清蛋白粉产品都添加其他成分调味，以至于蛋白质含量偏低。

＊茄汁黄豆或毛豆

茄汁黄豆罐头是一款食用非常方便的蛋白质食物。在不方便制作肉类等蛋白质食物时，茄汁黄豆是很好的营养替代。因茄汁的味道和绵软的口感，茄汁黄豆备受欢迎。茄汁黄豆开盖即食，但更经典的吃法是和牛肉/牛腩、番茄等一起炖，口味十分稳定，简直不需任何厨艺就能做出一锅美食。

毛豆是黄豆未成熟时的鲜品，用清水加各种调味料煮熟，常作为开胃小食。毛豆的营养价值很高，富含蛋白质、膳食纤维、钾和维生素C，也很适合减重者食用。

＊西蓝花

西蓝花含较多胡萝卜素、维生素C、钙、钾和膳食纤维等。

每100g西蓝花含胡萝卜素151μg、维生素C56mg、钙50mg、钾179μg和膳食纤维（仅指不可溶性膳食纤维）2.6g。西蓝花口味清淡、爽脆，适合拌沙拉、清炒、蒜蓉炒、肉片炒、白灼、煲汤等多种吃法。把西蓝花朵、虾仁和木耳分别提前焯水或煮熟，再回锅简单炒一炒，绿、红、黑三种颜色搭配，色香味俱全，清淡又富于营养。

*菠菜

菠菜是营养最丰富的绿叶菜之一，富含胡萝卜素、维生素C、叶酸、钾和膳食纤维等营养素。每100g菠菜含有胡萝卜素2920μg、维生素C 32mg、叶酸169.4μg、钾311mg和膳食纤维（仅指不可溶性膳食纤维）1.7g。不过，菠菜含有较多草酸，每100g菠菜含606mg草酸。草酸在肠道抑制钙、铁等矿物质吸收，进入血液后增加患肾结石的风险，因此菠菜应该先焯水（1～2分钟即可）再烹调，以去除大部分草酸。

*娃娃菜

娃娃菜与大白菜同属十字花科芸薹属白菜亚种，两者营养价值也比较接近。每100g娃娃菜含维生素C 12mg、胡萝卜素

48μg、钙78mg、钾278mg和膳食纤维（仅指不可溶性膳食纤维）1g。但娃娃菜比大白菜口感好，娃娃菜含较多鲜味成分谷氨酸，故特别适合炖汤，也适合炒、炖、蒸等烹调方法，减重餐中经常会见到娃娃菜的身影，蒜蓉粉丝蒸娃娃菜和海虾娃娃菜煲等是比较经典的吃法。

＊芹菜

芹菜很普通，但营养很丰富，富含膳食纤维、维生素C、胡萝卜素、钾和黄酮类物质等，是一种很值得推荐的嫩茎蔬菜。与其他蔬菜不同，芹菜在烹调前后体积变化不大，且食用后饱腹感较强，很适合减重者食用。炒芹菜之前先焯水，焯完水后切段，再炒，调味后很快出锅，可以保持芹菜爽脆，避免太老。除炒制外，还可以榨芹菜汁直接喝或和面做面食，用芹菜做馅包饺子或做馅饼也是很好的。

＊紫甘蓝

紫甘蓝营养价值较高，不仅富含维生素C、β-胡萝卜素、钾、钙和膳食纤维等营养素，还含有大量花青素，具有抗氧化作用。实际上，花青素也正是紫甘蓝紫色的来源。花青素是一种多酚类物质，在不同酸碱条件下呈现不同颜色。在中性条件下是正常的蓝紫色；在偏碱性条件下会变成蓝色，北方大部分地区水质偏碱性，所以炒紫甘蓝时易变成难看的蓝紫色；在酸性条件下，花青素较为稳定，所以炒紫甘蓝时加醋有助阻止变色。紫甘蓝经炒、炖等加热处理后，往往口感变差、颜色难看。凉拌是吃紫甘蓝的推荐方式。把紫甘蓝叶子掰下来，用清水泡十几分钟后切丝，与黄瓜丝或青椒丝混合，再用沙拉汁或蒜蓉辣酱拌好即可食用，非常方便。

＊秋葵

秋葵是营养价值较高的绿叶蔬菜，其最大的营养优势是膳食纤维含量很高。秋葵膳食纤维含量为3.9g/100g（黄秋葵为4.2%），是膳食纤维含量最高的蔬菜之一，秋葵越老则膳食纤维含量越多。不止于此，秋葵含有高比例的可溶性膳食纤维，就是吃起来有点黏糊糊、滑溜溜的物质。此种可溶性膳食纤维在小肠内无法消化吸收，吸附能力较强，可以干扰葡萄糖和胆固醇吸收，对降低餐后血糖和调节血脂均有帮助，还能刺激排便。因此，建议减重者经常食用秋葵。秋葵含较多草酸，无论凉拌还是素炒都要先用沸水汆烫一下。秋葵适合凉拌、酱渍、醋渍等多种烹调方法。

* 彩椒

彩椒有红色和黄色等多种颜色，因其颜色鲜艳漂亮经常会被搭配在各种菜肴中。彩椒的优秀远不止颜值，彩椒还具有很高的营养价值，其维生素C和膳食纤维含量在常见蔬菜中都名列前茅，胡萝卜素和钾的含量也较高。每100g彩椒含维生素C104mg、膳食纤维3.3g、胡萝卜素794μg和钾278mg。彩椒的吃法越简单越好，直接生吃营养素保留最好。烹制彩椒时，要注意掌握火候，缩短加热时间，减少维生素C损失。

* 番茄

番茄的红色来自番茄红素，番茄红素具有抗氧化作用，可以清除体内的自由基。除番茄红素之外，番茄还是维生素C、钾、β-胡萝卜素和膳食纤维等营养素的良好来源。番茄可以直接生吃，也可以用来炒菜，是一种百搭食材。目前市面上番茄的种类很多，颜色和个头大小不一，大多数风味良好，可以当水果吃，特别适合减重者作为零食来食用。番茄的加工制品番茄酱、番茄汁、番茄沙司等常用来调味，营养价值也不错。

* 木耳或其他食用菌

木耳是最常见的食用菌之一，含有丰富的膳食纤维，有助于提升饱腹感，改善便秘等。木耳可以炒、煮、煲汤、涮火锅、凉拌等，口感清淡爽脆。除了木耳，常见的食用菌还有香菇、银耳、平菇、金针菇、口蘑、茶树菇、杏鲍菇、蟹味菇、鸡腿菇、白玉菇、草菇、花菇、松蘑、红蘑、竹荪、牛肝菌、松茸、羊肚菌、鹿角菌等数十种。它们形态各异、味道不同，但都具有很高的营养价值，食用菌是最值得推荐的蔬菜种类之一。

* 海带

海带是一种常见的海藻，经常以海带结、海带丝、干海带或盐渍海带的形式售卖。海带富含膳食纤维、钾、钙、碘、硒等营养素，营养价值高于普通蔬菜。海带含碘尤其丰富，是最常用的补碘食物之一。要注意的是，海带等海藻类天然含有较多钠，用海藻类做菜、煲汤时要少放盐或不放盐。

＊魔芋丝

魔芋的营养成分非常独特，其主要成分就是一种可溶性膳食纤维——葡甘露聚糖，又称魔芋胶，因其遇水后可成凝胶状而得名。葡甘露聚糖吸水性强、黏度大、膨胀率高、饱腹感较强，特别适合减重者搭配各种菜肴食用。常见的魔芋制品有魔芋丝、魔芋结、魔芋块、魔芋片、魔芋豆腐等，它们适用于炒、炖、煮、煲汤、涮火锅以及凉拌等烹调方法。市面上还可以买到魔芋挂面、魔芋面包、魔芋零食等。

＊亚麻籽粉

亚麻籽烤熟、研磨之后就成了亚麻籽粉（有些产品是脱脂之后研磨成粉）。亚麻籽膳食纤维含量为25%，几乎是天然食物之最。亚麻籽也富含蛋白质和脂肪，以及维生素和矿物质，因而营养价值很高。亚麻籽粉味道清淡，可以混入牛奶、酸奶、米粥、蔬菜沙拉中食用，也可直接冲温水调成糊糊。还可以和面，制作面包、点心、馒头、饼、包子等，大大增加了食物的饱腹感，对减重者非常有益，还可以改善减重者容易发生的便秘问题。

* 小麦胚芽粉

小麦胚芽粉是用小麦胚芽加工而成的谷物粉，其蛋白质、维生素E、钾、铁、钙、多不饱和脂肪酸含量都远高于一般谷类，可以作为减重者的主食。小麦胚芽粉吃起来很方便，可以直接添加到牛奶、豆浆中冲泡食用，也可在煮粥、蒸饭时适量加入小麦胚芽粉。在制作面包、面条、馒头等面食时，也可以加一些小麦胚芽粉提升营养价值。

* 初榨橄榄油

初榨橄榄油富含胡萝卜素、B族维生素、维生素C、维生素E和维生素K、植物甾醇、角鲨烯、绿原酸等营养物质，是特别值得推荐的一款食用油。但初榨橄榄油怕高温加热，在煎炒烹炸中受热破坏，更适合凉拌菜、蔬菜沙拉、蒸、煮、煲汤、做馅等烹调方式。这些烹调方式温度只有100℃，对橄榄油中的营养物质破坏不大。减重餐中经常会使用凉拌、清蒸等烹调方式，橄榄油特别适用。

* 亚麻油

亚麻油又称亚麻籽油、胡麻油、亚麻仁油，是以亚麻籽为原料制取的油。亚麻油的营养优势是含有高比例（55%左右）的亚麻酸。亚麻酸在体内可转化为DHA和EPA等ω-3型多不饱和脂肪酸。这些ω-3型多不饱和脂肪酸对婴幼儿智力和视力发育，以及成年人血脂健康和免疫力都有很大益处。亚麻油容易氧化，不适合爆炒、煎、炸等高温烹调，可用于蒸煮、煲汤、做馅、凉拌、低温炒等烹调方式的菜肴。

适度低碳水
四格减重
食谱

四格减重食谱的编制原则

　　编制食谱或使用食谱总是要有一个明确的目的，才能提供细致可行的饮食指导。营养师在设计不同内涵的食谱时，要遵循相应的营养标准或规范，以保证食谱的科学性。毫无疑问，我们设计的四格减重食谱就是为了帮助用户减重，不但符合适度低碳水饮食要求，而且遵照医学营养减重的相关规范。

　　在本章，我们提供两套各两周减重食谱，分别是1200kcal和1400kcal减重食谱。

　　主要适用于以下人群。

　　① 超重或肥胖的成年女性和男性。24≤ BMI < 28为超重；BMI≥28为肥胖。BMI计算公式为：BMI=体重（kg）/ [身高（m）× 身高（m）]。

　　② 体重在正常范围但仍想减体重或腰围的女性和男性。体重正常范围是指BMI在18.5 ~ 23.9，但不建议BMI减至18.5以下。

③ 患有2型糖尿病、高脂血症、脂肪肝、高血压等慢性代谢性疾病，且符合条件①或②者。

那么，完全遵循这套食谱能减多少体重呢？因为体重减轻受很多因素影响，比如初始体重越大则减重幅度越大，初始体重越小则减重幅度越小，所以只能根据营养学理论计算出一个大致的参考，两周四格减重餐可以减1～2kg。具体算法是营养学上的"3500kcal能量负值"理论，即每天少吃500kcal（普通女性每天消耗或者说应该摄入1700～1800kcal），每周少吃3500kcal能量（相当于500g脂肪），两周（14天）就是1kg。这个计算方法看起来很粗略，但的确与我们指导肥胖者减重的实践经验相符合。

当然，如果并不是完全遵照两周四格减重食谱来吃，而是有所增减，那么最终减重效果也会有变化。但无论如何，这都是一套让用户体重减轻的食谱。吃一餐减一点儿，吃一天减一些，吃14天减1～2kg。初始体重比较大，或运动量较大的用户可能会减更多，这也是情理之中。不过，有必要提醒一下，如果你并不需要减重，或者运动量很大，请不要完全遵照这套食谱来吃。

在实际工作中，我们接触过很多减重食谱，相信读者们也或多或少看到过。不少食谱只考虑减轻体重，不顾及营养均衡和身体健康，也不管什么规范和标准。蛮干的结果要么是不能减重，要么是减重了但不良反应甚多，如低血糖、免疫力下降、月经失调、口腔溃疡、贫血等。规范的减重食谱应该兼顾减重和身体健康，避免出现上述严重的不良反应。这就要求食谱在限制能量（主要是碳水化合物和脂肪）摄入的前提下，保证重要营养素（蛋白质、维生素和矿物质等）摄入量充足，食材要多样化，多选用低碳水、低脂肪、高营养的食材。最重要的是，要对食谱的营养素含量进行分析评估，以一周为单位达到营养素均衡、充足。当某种营养素摄入不足时，可能还需要服用专门的营养素补充剂来补充。

有的食谱用户在使用时要购买相应的食材，用食物秤称重，并参考食谱给出的烹调方法。对多数用户来说，称重并精确到"g"是比较繁琐的，这往往是用户觉得食谱难以执行的主要原因。四格配餐法可以帮助解决这些难题。建议用户参照我们减重食谱示范的四格配餐，也用类似的分餐盘来执行食谱。这样做最大的好处是，你按食谱吃完14天之后，可以掌握减重餐的营养搭配，兼顾食材种类与大致数量，尤其是烹调好的、熟的食物体积。不但自己在家里可以"做"减重餐，而且合餐或外出聚餐时也能"选"出减重餐，为以后长期管理体重打下基础。

任何事情都是说起来容易做起来难。减重食谱的难点在于落实执行，这需要食谱的设计者和用户共同努力。我们在选用食材和烹调方法时，尽量简单、快捷，贴近大家的生活实际，避免增加不必要的难度，或者让大家觉得很不习惯。但也要强调，有些食物对减重或保证营养素（在能量摄入只有1200kcal这么少的情况下）非常有帮助，比如燕麦、藜麦、秋葵、香菇、三文鱼、猪肝、鸭血和魔芋丝等，这些食物可能有些人不爱吃，希望大家要勇于调整和改变既往饮食习惯，乐于接受新食物。不单是新食物，学习掌握食谱所需的烹调方法对有些人也是新尝试，大家要多尝试，偶尔烹调失败了也不要气馁，多试几次就好了。

当然，食谱中的食物并不是非此不可，同类食材等量替换也是允许的。比如，可以用同样重量的油菜代替菠菜、西蓝花代替秋葵（都是绿叶蔬菜），用同样重量的猪瘦肉代替牛瘦肉（都是红肉），用同样重量的带鱼肉代替龙利鱼（都是鱼），用同样重量的扁豆代替红豆（都是杂豆），用同样重量的鲜蘑菇代替杏鲍菇或口蘑（都是食用菌），一般都不会明显影响减重效果。不过，我们给出的各种食物是经过营养素分析评估，确定可以满足身体营养需要的，所以还是建议大家尽量遵照食谱来执行，只在不得已时进行同类食材等量替换。不单食材可以替换，不同日、不同餐的食谱也可以互相替换。

2

1200kcal适度低碳水减重食谱

1200kcal食谱适用于要减重的女性，配合一定的运动量可以快速减轻体重。

以下两周食谱都是按照四格减重餐的模式设计。

第一周食谱碳水化合物供能比51%，蛋白质供能比19%，脂肪供能比30%。

第二周食谱碳水化合物供能比46%（碳水比例更低一些），蛋白质供能比23%，脂肪供能比31%。

减重者可根据个人饮食习惯进行选择。两周食谱及其营养素分析详见表3-1～表3-16，其中展示了部分三餐食谱图供读者参考。

* 第一周1200kcal适度低碳水减重食谱

Day 1 适度低碳水减重食谱

第一天早餐

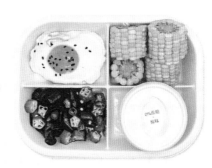

第一天午餐

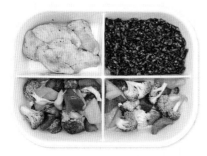

第一天晚餐

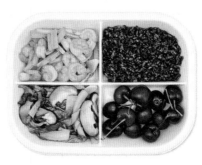

表3-1　适度低碳水减重食谱（1200kcal）第一天

早餐	四格	菜肴名称	配料	用量（g）
	S	蒸玉米	新鲜玉米	150
	P	煎鸡蛋	鸡蛋	50
	V	秋葵拌木耳	秋葵	100
			水发木耳	30
			香油	2
	X	酸奶	不加糖酸奶	250
午餐	四格	菜肴名称	配料	用量（g）
	S	黑米饭	大米	25
			黑米	25
	P	煎鸡排	鸡胸肉	50
			豆油	6
	V	彩椒炒西蓝花	彩椒	80
	X		西蓝花	100
			橄榄油	6
晚餐	四格	菜肴名称	配料	用量（g）
	S	黑米饭	大米	25
			黑米	25
	P	西芹炒虾仁	西芹	80
			虾仁	50
			豆油	5
	V	香菇炒油菜	香菇	100
			油菜	30
			橄榄油	5
	X	樱桃	樱桃	150

部分食谱说明及制作方法

① 新鲜玉米棒去除外皮（可以保留贴近玉米最内侧的一层外皮）以及表面的玉米须，清洗一下表面。蒸锅中加入适量的水，将玉米棒放在蒸屉里。开火蒸玉米，待水沸后蒸15～20分钟，玉米蒸熟即可，也可以直接将玉米放在水中煮。鲜玉米可以直接购买现成的，尤其是那种冷冻保存的，不受季节限制，任何时间都可食用。食谱中新鲜玉米150g是指生玉米去除外皮和玉米棒芯的重量（即玉米的可食用部分），玉米的可食用部分一般占玉米总重量的50%，所以以本食谱中搭配的150g新鲜玉米需要一个300g左右的玉米棒，相当于中等大小玉米一根半左右。

② 黑米饭是把黑米与大米按照1∶1的比例混合做成米饭，口感很好。黑米无须提前浸泡，直接与大米混合做饭即可。

③ 煎鸡排是减重餐中的明星菜肴，制作也很简单。先将鸡胸肉解冻，用厨房纸吸去表面的水分，再切成薄片，然后加入生抽、黑胡椒、柠檬汁一起腌制10分钟，锅中倒油，放入鸡胸肉片煎至两面金黄即可，食用前可撒少许椒盐。

④ 秋葵拌木耳需要将木耳和秋葵事先焯水处理。木耳提前5～8小时泡发，然后将泡发好的木耳焯水过凉备用，秋葵整根焯水过凉后切成小段，与木耳一起凉拌即可。

⑤ 烹制彩椒西蓝花时，要注意掌握火候，缩短彩椒的加热时间，减少维生素C损失。可以将西蓝花事先焯水沥干，与彩椒同时加入锅内翻炒1分钟即可出锅。

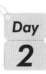

Day 2 适度低碳水减重食谱

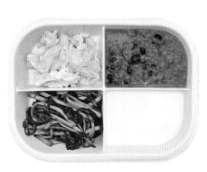

第二天早餐

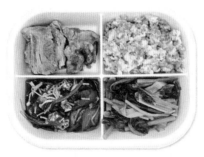

第二天午餐

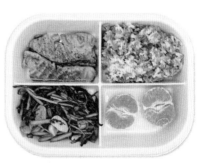

第二天晚餐

表3-2 适度低碳水减重食谱（1200kcal）第二天

早餐	四格	菜肴名称	配料	用量（g）
	S	红豆粥	大米	25
			红豆	25
	P	煎鸡蛋	鸡蛋	50
			豆油	3
	V	清炒茼蒿	茼蒿	100
			香油	3
	X	牛奶	脱脂牛奶	200
午餐	四格	菜肴名称	配料	用量（g）
	S	燕麦米饭	大米	30
			燕麦	25
	P	水煮排骨	排骨	40
	V	番茄炒金针菇	番茄	100
			金针菇	50
			西生菜	50
			橄榄油	6
	X	水煮小白菜	小白菜	100
			香油	2
晚餐	四格	菜肴名称	配料	用量（g）
	S	燕麦米饭	大米	30
			燕麦	25
	P	煎三文鱼	三文鱼	50
			豆油	3
	V	清炒茼蒿	茼蒿	100
			橄榄油	3
	X	橘子	橘子	150

部分食谱说明及制作方法

① 红豆粥需要将红豆事先用水浸泡8~10小时，然后和大米同煮，以便于二者可以同时煮熟。也可以事先将很多红豆煮熟，沥干后装在密封袋里冷冻保存起来，食用时取出直接与大米同时下锅煮粥。

② 燕麦米饭是把大米与燕麦米混合后做成米饭，燕麦米无须提前浸泡，直接与大米混合做饭即可。

③ 水煮排骨注意选择较瘦的排骨部位，排骨冷水下锅，加入葱姜及少量八角，水开后去除表面血沫和可见油脂，待排骨煮好后加入适量盐调味即可。注意排骨汤中脂肪含量较高，吃排骨尽量少喝汤。

④ 三文鱼化冻后表面淋上少许柠檬汁、少许盐，腌制10分钟后，放入不粘锅中煎至两面金黄，出锅时撒上少许黑胡椒即可。三文鱼煎至何种程度视个人喜好而定，一般情况下把三文鱼煎至两面变色即可，此时三文鱼口感最佳。

适度低碳水减重食谱

第三天早餐

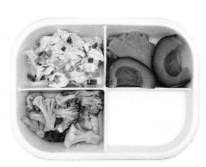

第三天午餐

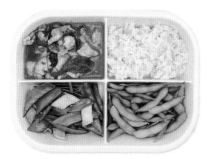

第三天晚餐

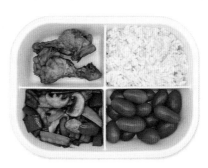

表3-3　适度低碳水减重食谱（1200kcal）第三天

早餐	四格	菜肴名称	配料	用量（g）
	S	蒸红薯+南瓜	南瓜	150
			红薯	150
	P	炒鸡蛋	鸡蛋	50
			橄榄油	2
	V	凉拌双花	西蓝花	100
			菜花	50
			香油	3
	X	牛奶	纯牛奶	150
午餐	四格	菜肴名称	配料	用量（g）
	S	玉米糁饭	大米	30
			玉米糁	30
	P	番茄鱼片汤	番茄	100
			龙利鱼	50
			豆油	4
	V	杏鲍菇炒荷兰豆	杏鲍菇	50
			荷兰豆	100
			橄榄油	4
	X	水煮毛豆	毛豆	30
晚餐	四格	菜肴名称	配料	用量（g）
	S	玉米糁饭	大米	30
			玉米糁	30
	P	卤鸡腿	鸡腿	50
			豆油	3
	V	彩椒炒荷兰豆	彩椒	50
			荷兰豆	80
			香菇	50
			橄榄油	3
	X	圣女果	圣女果	100

部分食谱说明及制作方法

① 蒸红薯和南瓜是非常方便的主食。红薯和南瓜洗净后可以切厚一点的大片一同放入蒸锅中蒸熟，一般待水开上汽后蒸20分钟即可成熟。

② 凉拌双花需要事先将西蓝花和菜花焯水。具体焯水的方法：水开后，加入一小勺盐（1~2g），几滴油，然后将洗净切好的西蓝花、菜花同时放入锅中，焯水2分钟左右捞出，过凉水，沥干后即可使用。凉拌双花的酱汁可以直接使用酱油和醋，也可以买现成的零卡沙拉汁。

③ 玉米糁饭是将大米和玉米糁按照1∶1的比例混合做成米饭，玉米糁颗粒较小，可以和大米同熟无须事先浸泡处理。此外玉米的加工制品玉米大楂、玉米小楂、玉米糁都是粗杂粮，颗粒大小略有不同，口感各有特色，可根据自己的需要选择。

④ 番茄鱼片汤是一道开胃菜，番茄去皮切丁后，倒入炒锅内先用油炒至出汁，然后加入适量清水，水开后加入现成的龙利鱼片，开锅后撒上香菜、白胡椒粉、适量盐即可。鱼肉选择现成的龙利鱼切成片，可以节省很多烹调时间。

Day 4 适度低碳水减重食谱

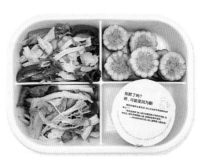

第四天早餐

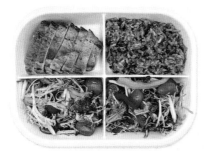

第四天午餐

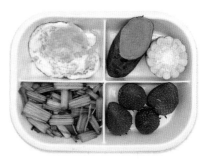

第四天晚餐

表3-4 适度低碳水减重食谱（1200kcal）第四天

早餐	四格	菜肴名称	配料	用量（g）
	S	蒸玉米	新鲜玉米	150
	P		鸡胸肉	50
	V	鸡胸肉蔬菜沙拉	西生菜	100
			苦苣	50
			圣女果	50
			香油	4
	X	酸奶	不加糖酸奶	150

午餐	四格	菜肴名称	配料	用量（g）
	S	黑米饭	大米	25
			黑米	25
	P	香煎鸡胸肉	鸡胸肉	50
			豆油	2
	V	蔬菜沙拉	苦苣	100
			圣女果	50
			彩椒	80
			紫甘蓝	40
	X		西蓝花	20
			橄榄油	2

晚餐	四格	菜肴名称	配料	用量（g）
	S	蒸玉米红薯	新鲜玉米	150
			红薯	50
	P	煎鸡蛋	鸡蛋	50
			豆油	3
	V	清炒芹菜	芹菜	150
			橄榄油	3
	X	草莓	草莓	150

部分食谱说明及制作方法

① 鸡胸肉蔬菜沙拉是一款简单快捷的减重菜肴。鸡胸肉解冻后放入开水中煮熟，待凉后用手撕成细丝备用；西生菜、苦苣等蔬菜清洗后直接撕成小块，和鸡丝共同搅拌均匀，加少许油醋汁、黑胡椒粉即可食用。注意沙拉酱的选择，不要选择干岛酱、蛋黄酱以及传统沙拉酱，因它们能量较高不利于减重。

② 香煎鸡胸肉最好先将鸡胸肉腌制一下：将鸡胸肉冲洗干净，撕去膜和油脂，用刀片成两片；加生抽、蒜末和黑胡椒粉，在鸡胸肉两面抹匀，然后封上保鲜膜腌制2～3小时，或放冰箱冷藏过夜。起锅放油，油热后把鸡胸肉连同酱汁一起倒进锅中，全程小火，一面煎好后翻面小火继续煎。鸡胸肉是减重非常值得推荐的蛋白质食物，可以作为减重人群家中常备食物，准备鸡胸肉时，可以事先按照每一份50g的重量（食谱中每一餐的数量）先分割好，然后一次多腌制几份，腌好以后每份单独放入一个密封袋中，放入冷冻室中储存，下次使用时只要解冻便可直接煎制，大大缩短了前期准备时间。

③ 清炒芹菜是一道家常菜，也非常简单好做。普遍做法是去叶留茎，然后清炒，实际上也可以将芹菜叶保留下来，其营养素也很丰富。待芹菜炒好快出锅时加入芹菜叶，简单翻炒就可以了。

Day 5 适度低碳水减重食谱

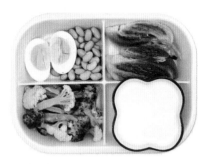

第五天早餐

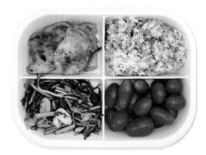

第五天午餐

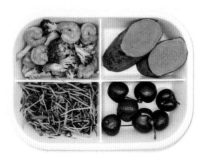

第五天晚餐

表3-5 适度低碳水减重食谱（1200kcal）第五天

早餐	四格	菜肴名称	配料	用量（g）
	S	全麦面包	全麦面包	60
	P	煮鸡蛋 + 毛豆	鸡蛋	50
			毛豆	20
	V	凉拌双花	西蓝花	80
			菜花	80
			香油	4
	X	牛奶	纯牛奶	150

午餐	四格	菜肴名称	配料	用量（g）
	S	燕麦米饭	大米	30
			燕麦	30
	P	香煎鸡胸肉	鸡胸肉	50
			豆油	3
	V	清炒茼蒿	茼蒿	200
			橄榄油	3
	X	圣女果	圣女果	150

晚餐	四格	菜肴名称	配料	用量（g）
	S	蒸红薯	红薯	200
	P	西蓝花 炒虾仁	虾仁	50
			西蓝花	100
			豆油	4
	V	清炒豌豆苗	豌豆苗	150
			橄榄油	4
	X	樱桃	樱桃	150

部分食谱说明及制作方法

① 全麦面包可以买现成的也可以自己做。购买时要注意看产品配料表，配料表中"全麦粉"排在第一位的最好，"全麦粉"排在第二位的也可以选择。在此基础上，还要注意营养成分表中"脂肪"的含量，每100g面包脂肪含量在5g以下的更好。如果能够在家自制全麦面包更好，可以有效控制油、糖的摄入。家庭自制全麦面包不要一次做太多，做好后需要尽快食用，或放入冰箱中冷藏保存。

② 西蓝花炒虾仁中西蓝花和虾仁都是能量较低的食材，这道菜非常适合减重者食用。制作这道菜肴时可将西蓝花焯水后过冷水，以保持色泽嫩绿。虾仁可以买现成的，也可以用新鲜海虾现剥虾仁，味道更鲜美。虾仁放入沸水中焯10~15秒捞出备用。锅内放油，将虾仁和西蓝花入锅，翻炒1分钟，加盐即可出锅。整道菜翻炒时间不要太长，尽量保证爽脆的口感。

③ 清炒豌豆苗好吃的关键在于食材的选择和处理。要选择鲜嫩的豌豆苗，并摘掉老茎部分，清洗干净后控干水分。起锅炒香蒜片后，将豌豆苗放入锅中，大火快炒1~2分钟断生即可，最后加生抽调味就可以食用了。

Day 6

适度低碳水减重食谱

第六天早餐

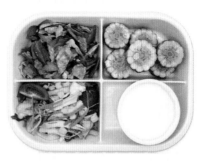

第六天午餐

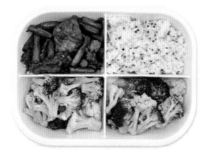

第六天晚餐

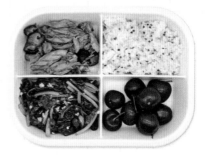

表3-6 适度低碳水减重食谱（1200kcal）第六天

早餐	四格	菜肴名称	配料	用量（g）
	S	蒸玉米	新鲜玉米	120
	P	丝瓜炒鸡蛋	鸡蛋	30
			丝瓜	50
			豆油	2
	V	鸡胸肉蔬菜沙拉	鸡胸肉	20
			玉米	10
			圣女果	50
			胡萝卜	20
			西生菜	20
			苦苣	50
			香油	2
	X	酸奶	不加糖酸奶	150
午餐	**四格**	**菜肴名称**	**配料**	**用量（g）**
	S	玉米糁藜麦饭	大米	20
			玉米糁	20
			藜麦	10
	P	排骨炖芸豆	排骨	40
			芸豆	100
			豆油	4
	V	凉拌双花	西蓝花	80
	X		菜花	80
			橄榄油	2
晚餐	**四格**	**菜肴名称**	**配料**	**用量（g）**
	S	玉米糁藜麦饭	大米	20
			玉米糁	20
			藜麦	10
	P	卤鸡腿肉	鸡腿肉	50
			豆油	3
	V	凉拌菠菜	菠菜	150
			橄榄油	2
	X	樱桃	樱桃	150

部分食谱说明及制作方法

① 丝瓜炒蛋要先将丝瓜去皮后切成丝瓜片，备用。锅内倒油，将鸡蛋炒制七八成熟时加入丝瓜片，翻炒至熟即可。

② 卤鸡腿肉的做法：鸡腿肉洗净，再用清水浸泡半小时，水中加入葱姜去腥。锅中加水，水烧开后，将鸡腿肉下锅焯水1分钟，然后将其取出。重新起锅，锅中加入冷水，放入姜片、大葱、花椒、八角、生抽、老抽、蚝油、盐等调味料，再放入鸡腿肉（水量要没过鸡腿肉），开始卤煮。先开大火煮10~15分钟，再转小火煮20分钟，鸡腿肉即可熟透。一次可以多做一些，做好后放入食品密封袋中，放冰箱冷冻保存，食用时用微波炉加热即可。

③ 不加糖酸奶作为补充食材可以随餐食用，也可以作为上午加餐食用。不加糖酸奶配料表中没有白砂糖、糖浆等成分。

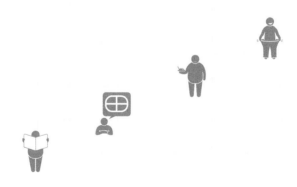

Day 7 适度低碳水减重食谱

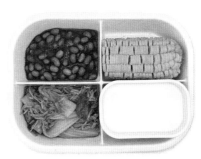

第七天早餐

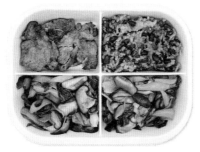

第七天午餐

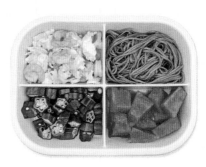

第七天晚餐

表3-7 适度低碳水减重食谱（1200kcal）第七天

早餐	四格	菜肴名称	配料	用量（g）
	S	蒸玉米	玉米	180
	P	茄汁黄豆	茄汁黄豆	30
	V	金针菇娃娃菜	金针菇	50
			娃娃菜	100
			番茄	50
			香油	2
	X	牛奶	纯牛奶	200
午餐	四格	菜肴名称	配料	用量（g）
	S	红豆米饭	大米	30
			红豆	30
	P	煎牛肉	牛肉	50
			豆油	4
	V	香菇炒油菜	香菇	80
	X		油菜	100
			橄榄油	4
晚餐	四格	菜肴名称	配料	用量（g）
	S	荞麦面条	荞麦挂面	60
	P	虾仁炒鸡蛋	虾仁	30
			鸡蛋	30
			豆油	4
	V	清炒秋葵	秋葵	200
			橄榄油	4
	X	西瓜	西瓜	150

部分食谱说明及制作方法

① 荞麦面条膳食纤维含量较高，消化慢，饱腹感好，有益于减重。取现成的荞麦挂面开水中煮5分钟左右即可。超市购买荞麦挂面时要注意产品配料表中荞麦粉的排位，推荐买荞麦粉排在第一位的荞麦挂面。

② 清炒秋葵非常简单，油热后将切好的秋葵倒入锅内翻炒几下即可，出锅前淋少许生抽，也可以根据个人口味适当加一点蒜末。秋葵烹调时间不宜太长，否则出锅时容易拉丝黏腻，影响口感。秋葵的吃法很多，除了清炒也可以直接蘸酱油生吃，口感清脆，还可以焯水后做成白灼秋葵。

③ 金针菇娃娃菜是一道汤菜，主要原料是娃娃菜、金针菇和番茄。金针菇洗净后沥干水分，娃娃菜洗净后一分为二，番茄去皮后切成小块。砂锅中加入适量水，然后将金针菇、娃娃菜、番茄块放入锅中，小火熬制，可在锅中加入番茄酱或番茄沙司调味，稍微收汁后即可食用。这道菜肴还可以根据个人喜好加入圆白菜、小白菜等食材，变化多样。

④ 虾仁炒鸡蛋中的虾仁要事先焯水处理，可将虾仁化冻后放入沸水中焯15～20秒捞出备用；鸡蛋炒至七八分熟之后加入焯好的虾仁，翻炒均匀即可调味出锅。

表3-8　第一周适度低碳水减重食谱（1200kcal）营养素评价

指标	实际摄入量	推荐摄入量	实际摄入量达到推荐量百分比
能量及核心营养素摄入量			
能量（kcal）	1214	1200	101.2%
碳水化合物（供能比）	51%		
碳水化合物（g）	156.1		
蛋白质（供能比）	19%	15% ~ 20%	
蛋白质（g）	57.7	1.2 ~ 1.5g/kg	
脂肪（供能比）	30%	≤ 35%	
脂肪（g）	40.3		
维生素矿物质营养素摄入量			
维生素 A（μg）	523	800	65.4%
维生素 C（mg）	199	100	199.0%
维生素 D（μg）	5.2	10	52.0%
叶酸（μg）	400	400	100.0%
维生素 B_1（mg）	1.21	1.2	100.8%
维生素 B_2（mg）	1.11	1.2	92.5%
钙（mg）	740	800	92.5%
铁（mg）	16	12	133.3%
锌（mg）	11.3	12.5	90.4%
硒（μg）	56.1	60	93.5%
镁（mg）	319	330	96.7%
三餐供能比			
早餐及早加餐	33%	30% ~ 35%	
午餐及午加餐	33%	30% ~ 35%	
晚餐及晚加餐	34%	30% ~ 35%	

评价结论

① 能量和碳水化合物（51%）、蛋白质（19%）、脂肪（30%）摄入量符合适度低碳水减重需要。

② 维生素C、维生素B_1、维生素B_2、叶酸、钙、铁、锌、镁、硒等均达到推荐量的90%以上，能够充分满足减重者的营养需要。维生素A、维生素D略有不足，可通过维生素A和维生素D营养补充剂进行补充或在下周增加富含维生素A、维生素D的食物摄入。

③ 食谱中食材种类多样、齐全。食材数量兼顾营养素和饱腹感，突出了全谷物/粗杂粮、各种蔬菜的足量摄入。

④ 食谱三餐能量分配合理，餐次比合理。

⑤ 烹调油推荐使用橄榄油、芝麻油（香油）等多种植物油，全天食用油不超过25g；建议使用低钠高钾盐，全天用量不超过5g。

* 第二周1200kcal适度低碳水减重食谱

Day 1 适度低碳水减重食谱

第一天早餐

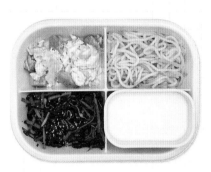

第一天午餐

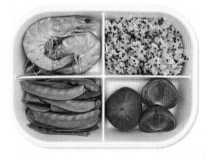

第一天晚餐

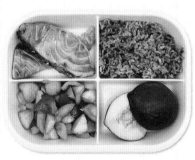

表3-9 适度低碳水减重食谱（1200kcal）第一天

早餐	四格	菜肴名称	配料	用量（g）
	S	米粉	米粉	50
	P	炒鸡蛋	鸡蛋	60
	V	凉拌紫甘蓝	紫甘蓝	100
			胡萝卜	20
			香油	5
	X	牛奶	脱脂牛奶	150
午餐	四格	菜肴名称	配料	用量（g）
	S	藜麦米饭	大米	20
			藜麦	20
	P	煮海虾	海虾	100
	V	炒荷兰豆	胡萝卜	20
			荷兰豆	100
			橄榄油	10
	X	草莓柿子	草莓柿子	150
晚餐	四格	菜肴名称	配料	用量（g）
	S	黑米饭	大米	20
			黑米	20
	P	煎三文鱼	三文鱼	100
			豆油	3
	V	彩椒炒角瓜	彩椒	80
			角瓜	80
			橄榄油	5
	X	桃子	桃子	150

部分食谱说明及制作方法

① 凉拌紫甘蓝是一道饱腹感特别强的减重凉拌菜。紫甘蓝富含花青素，受热之后容易变色，将紫甘蓝洗净切丝后用陈醋凉拌，再撒上一点芝麻或者花生碎，既能保证营养不流失，又能保持其脆嫩的口感。

② 藜麦米饭用大米和藜麦按照1∶1混合，淘洗干净之后加适量水用蒸饭模式蒸熟即可。藜麦颗粒很小形同小米，可与大米同熟，无须事先浸泡。

③ 彩椒炒角瓜这道菜肴吃的是清脆的口感，在炒制时要注意火候不宜太大。切角瓜和彩椒时，要切成大小相似的菱形块，在锅内翻炒1~2分钟即可调味出锅，这样可以保持食材的口感。

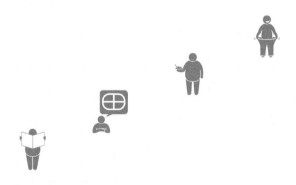

第二天早餐

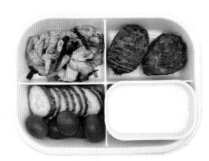

第二天午餐

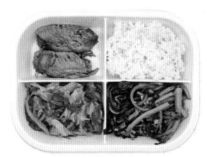

第二天晚餐

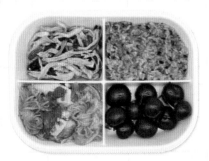

表3-10 适度低碳水减重食谱（1200kcal）第二天

早餐	四格	菜肴名称	配料	用量（g）
	S	蒸芋头	芋头	150
	P	韭菜炒鸡蛋	韭菜	80
			鸡蛋	60
			橄榄油	5
	V	黄瓜圣女果	黄瓜	80
			圣女果	100
	X	牛奶	纯牛奶	200
午餐	四格	菜肴名称	配料	用量（g）
	S	二米饭	大米	25
			小米	25
	P	卤鸡翅	鸡翅	70
			豆油	2
	V	番茄炒圆白菜	番茄	50
			圆白菜	100
			橄榄油	2
	X	清炒芥蓝	芥蓝	100
			橄榄油	2
晚餐	四格	菜肴名称	配料	用量（g）
	S	黑米饭	大米	20
			黑米	20
	P	鸡丝拌菠菜	鸡胸肉	50
			菠菜	100
			豆油	2
	V	魔芋丝娃娃菜	魔芋丝	50
			娃娃菜	80
			豆腐皮	20
			番茄	50
			橄榄油	2
	X	樱桃	樱桃	150

部分食谱说明及制作方法

① 黄瓜圣女果可以作为早餐的方便菜肴。黄瓜直接切片，圣女果洗净，直接食用。减重餐每一餐都要有足量蔬菜，如果早餐不方便开火烹调，圣女果和黄瓜以及一些可以生吃的蔬菜是很好的选择。

② 魔芋丝娃娃菜是一道创新减重菜肴，它的原型是蒜蓉粉丝娃娃菜。用魔芋丝替代传统粉丝可以大大增加饱腹感，减少能量摄入。魔芋丝清洗干净，豆腐皮切丝，番茄切块，娃娃菜一分为二，备用。起锅，将番茄翻炒出汁，然后将所有食材加入锅中翻炒，再加入适量水、番茄酱，熬熟后稍微收汁即可食用。这道菜肴能量很低，即便是一次吃很多，也不会额外增加能量摄入，且里面的蔬菜可以根据个人喜好来换成同类蔬菜。

③ 鸡丝拌菠菜是一道非常适合减重的凉拌菜，鸡胸肉和菠菜能量都很低，饱腹感又好。鸡胸肉煮好凉凉后用手撕成细丝备用；菠菜清洗后要焯水，菠菜焯水时间不宜过长，水沸后菠菜下锅15~20秒捞出挤干水分，备用。菠菜和鸡肉丝加少许油醋汁拌匀即可，如果喜欢吃辣，还可以加入少许小米辣等调味。

④ 番茄炒圆白菜最好先将番茄去皮。锅中加入番茄翻炒至出汁，然后加入切好的圆白菜翻炒2分钟至圆白菜熟即可调味出锅。这道菜肴还可以加少许水做成汤菜，口味也不错。

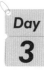

Day 3 适度低碳水减重食谱

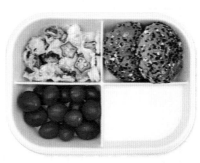

第三天早餐

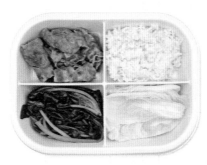

第三天午餐

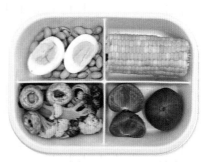

第三天晚餐

表3-11　适度低碳水减重食谱（1200kcal）第三天

早餐	四格	菜肴名称	配料	用量（g）
	S	全麦面包	全麦面粉	40
			核桃	10
	P	秋葵炒鸡蛋	鸡蛋	60
			秋葵	50
			橄榄油	2
	V	圣女果	圣女果	150
	X	牛奶	脱脂牛奶	150
午餐	**四格**	**菜肴名称**	**配料**	**用量（g）**
	S	二米饭	大米	20
			小米	20
	P	水煮牛肉片	牛肉	70
			芝麻酱	20
	V	水煮菠菜	菠菜	120
	X	水煮娃娃菜	娃娃菜	120
晚餐	**四格**	**菜肴名称**	**配料**	**用量（g）**
	S	蒸玉米	鲜玉米	150
	P	煮鸡蛋＋煮毛豆	鸡蛋	50
			毛豆	30
	V	双花炒口蘑	西蓝花	80
			菜花	50
			口蘑	50
			橄榄油	6
	X	草莓柿子	草莓柿子	120

部分食谱说明及制作方法

① 秋葵炒鸡蛋要事先把鸡蛋炒好，但要注意鸡蛋炒至七八分熟时就需要将切好的秋葵加入其中，这样菜肴整体做好后口感刚刚好。

② 水煮牛肉片要选择相对较瘦的牛肉，以便于减少能量摄入。午餐可以将水煮牛肉片、水煮娃娃菜、水煮菠菜混合起来淋油醋汁或芝麻酱一起食用。还可以根据个人喜好将娃娃菜、菠菜替换成小白菜、茼蒿、菜心、油麦菜等绿叶菜。

③ 煮毛豆要注意将毛豆充分煮熟，煮毛豆时可以加少许盐以及八角调味，注意盐不要加太多，以免毛豆太咸。煮好的毛豆可直接食用，还可以将毛豆粒取出分装在保鲜袋中，用来做炒饭、蒸米饭也很有营养。

④ 双花炒口蘑事先将西蓝花、菜花焯水至熟。一般西蓝花、菜花焯水2分钟左右即可。可将焯水后的西蓝花、菜花、口蘑同时入锅，翻炒1分钟就可以了。这道菜肴可以用生抽、白胡椒粉调味，也可以用番茄酱调味。

⑤ 煮鸡蛋的最高境界是"溏心蛋"，此时蛋清完全凝固，蛋黄稍有凝固。具体做法是：在锅中加入冷水，鸡蛋用水冲洗干净放入锅内，水要盖过鸡蛋，大火煮开水后，转小火煮10分钟，然后取出鸡蛋放入冷水中浸泡2分钟，冷却后剥壳即可食用。

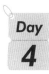

Day 4 适度低碳水减重食谱

第四天早餐

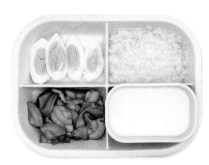

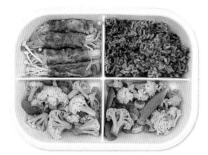

第四天午餐

第四天晚餐

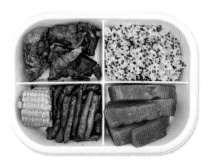

表3-12　适度低碳水减重食谱（1200kcal）第四天

早餐	四格	菜肴名称	配料	用量（g）
	S	二米粥	大米	20
			小米	20
	P	煮鸡蛋	鸡蛋	50
	V	角瓜炒香菇	角瓜	150
			香菇	20
			香油	4
	X	牛奶	脱脂牛奶	200
午餐	四格	菜肴名称	配料	用量（g）
	S	黑米饭	大米	20
			黑米	20
	P	金针菇牛肉卷	金针菇	50
			牛肉	70
			豆油	5
	V	胡萝卜炒菜花	菜花	150
	X		胡萝卜	50
			橄榄油	5
晚餐	四格	菜肴名称	配料	用量（g）
	S	藜麦米饭	大米	20
			藜麦	20
	P	排骨芸豆炖玉米	猪小排	70
			芸豆	100
	V		新鲜玉米	50
			橄榄油	3
	X	西瓜	西瓜	150

部分食谱说明及制作方法

① 二米粥的原料是大米和小米，将两者按照1∶1的比例混合，淘洗干净后加适量水，小火熬煮20分钟即可。二米粥具体加水量可以根据个人喜好来调整。

② 制作金针菇牛肉卷时，牛肉片要选择相对比较瘦的，以便于减少脂肪和能量的摄入。金针菇洗净沥干后用新鲜牛肉片卷起，将平底锅预热，在平底锅加入少许油，然后将卷好的金针菇牛肉卷放在上面煎熟，出锅前淋入少许一品鲜或蚝油即可。

③ 排骨芸豆炖玉米的原料是猪小排、芸豆和新鲜玉米。猪小排虽然能量不低，但只要选择相对较瘦的部分并注意食用总量就可以了。食谱中的70g猪小排是指去掉骨头后净肉的重量，换算成带骨的猪小排2～3块的样子。如果还是把握不好数量也可以通过自己减重期食用的分餐盘来控制，一般来说，做好的排骨装在蛋白质食物P格中，不超过一格的量就可以。

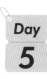

Day 5 适度低碳水减重食谱

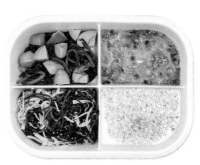

第五天早餐

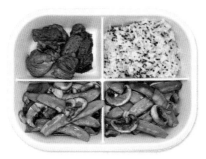

第五天午餐

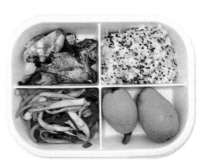

第五天晚餐

表3-13　适度低碳水减重食谱（1200kcal）第五天

早餐	四格	菜肴名称	配料	用量（g）
	S	混合燕麦片粥	燕麦片	30
			枸杞子	4
	P	卤蛋拌菠菜	卤鸡蛋	50
			菠菜	50
	V	海带丝拌豆腐丝	海带丝	60
			豆腐丝	20
			香油	2
	X	小麦胚芽脱脂牛奶	脱脂牛奶	50
			小麦胚芽粉	20
午餐	四格	菜肴名称	配料	用量（g）
	S	藜麦米饭	大米	20
			藜麦	20
	P	炖牛肉	牛肉	70
			豆油	4
	V	口蘑炒荷兰豆	口蘑	50
			荷兰豆	100
	X		橄榄油	4
晚餐	四格	菜肴名称	配料	用量（g）
	S	藜麦米饭	大米	20
			藜麦	20
	P	炖黄花鱼	黄花鱼	100
			豆油	4
	V	彩椒炒杏鲍菇	彩椒	50
			杏鲍菇	100
			橄榄油	4
	X	枇杷	枇杷	120

部分食谱说明及制作方法

① 混合燕麦片粥一般都是即食的，可以用热水直接冲泡，3～5分钟即可；也可以用小火熬制，这样燕麦片粥会更黏稠。

② 小麦胚芽脱脂牛奶是小麦胚芽粉和脱脂牛奶混合食用。直接将小麦胚芽粉加到脱脂牛奶中搅拌均匀即可。可以在正餐食用，也可以作为上午加餐食用。

③ 炖牛肉时要先将牛肉焯水去除血沫，然后重新起锅加油，将牛肉放入锅中翻炒，再加入适量水将牛肉炖熟。如果想要肉质更加软烂可以用高压锅进行烹调。

④ 黄花鱼的做法很多，对减重者来说值得推荐的烹调方式是炖、焖或者清蒸，不建议采用油炸。黄花鱼可以在市场上买新鲜的，也可以买事先处理好的冷冻黄花鱼（一般会去鳞、去鳃、去肠），更节约烹调时间。

⑤ 海带丝拌豆腐丝做起来非常方便，可以买现成的新鲜海带丝和豆腐丝，混合后加入蒜蓉、盐、白醋、香油，搅拌均匀即可食用。还可根据个人口味加入葱花、香菜、蒜蓉等调味。

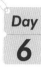

Day 6

适度低碳水减重食谱

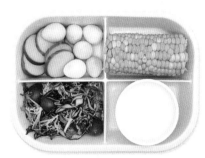

第六天早餐

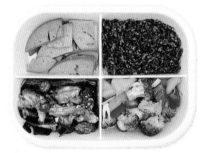

第六天午餐

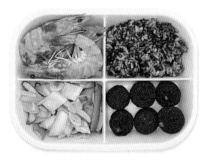

第六天晚餐

表3-14　适度低碳水减重食谱（1200kcal）第六天

早餐	四格	菜肴名称	配料	用量（g）
	S	蒸玉米	新鲜玉米	150
	P	香干鹌鹑蛋	香干	30
			鹌鹑蛋	50
	V	苦苣拌紫甘蓝	紫甘蓝	5
			苦苣	50
			圣女果	50
			香油	2
	X	酸奶	不加糖酸奶	120
午餐	**四格**	**菜肴名称**	**配料**	**用量（g）**
	S	黑米饭	大米	20
			黑米	20
	P	卤猪肝	猪肝	70
	V	蒸茄子	茄子	100
			橄榄油	4
	X	彩椒炒西蓝花	彩椒	50
			西蓝花	100
			橄榄油	5
晚餐	**四格**	**菜肴名称**	**配料**	**用量（g）**
	S	黑米饭	大米	20
			黑米	20
	P	煮海虾	海虾	80
	V	莴笋炒香干	莴笋	100
			香干	30
			橄榄油	8
	X	杨梅	杨梅	150

① 香干鹌鹑蛋和莴笋炒香干中都用了香干。香干是大豆制品，属于优质蛋白食物，切好后可直接食用，非常方便。香干尽量选择少盐品种以免盐的摄入量超标。香干还可以用来代替肉和蔬菜一起炒，如果香干味道较咸炒菜时就不必额外加盐或酱油了。

② 蒸茄子是最适用于减重的吃法。将茄子蒸好凉凉，用手撕成长条状，然后在上面浇上蒜蓉汁即可。如果不喜欢蒜蓉汁，还可以直接用少许酱油或者豆瓣酱凉拌，也非常美味。

③ 卤猪肝可以买现成卤制好的，也可以买新鲜猪肝自己卤制。现成的卤猪肝非常方便，买回来后切片就可以食用，如果嫌口味重，还可以切一些黄瓜片和猪肝一起凉拌食用。自制卤猪肝可以自己控制咸淡口味，卤制好以后切成适合的大小，装在保鲜袋中冷冻起来，下次化冻后食用也很方便。

Day 7

适度低碳水减重食谱

第七天早餐

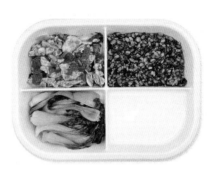

第七天午餐

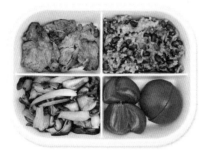

第七天晚餐

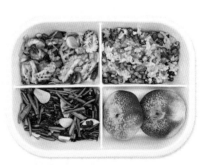

表3-15　适度低碳水减重食谱（1200kcal）第七天

早餐	四格	菜肴名称	配料	用量（g）
	S	黑米稠粥	黑米	20
			大米	20
	P	番茄炒鸡蛋	鸡蛋	70
			番茄	100
			豆油	3
	V	清炒油菜	油菜	100
			橄榄油	3
	X	牛奶	脱脂牛奶	200
午餐	四格	菜肴名称	配料	用量（g）
	S	红豆米饭	大米	25
			红豆	25
	P	煎牛肉片	牛肉	80
			豆油	3
	V	香菇炒油菜	油菜	100
			香菇	50
			橄榄油	5
	X	番茄	番茄	150
晚餐	四格	菜肴名称	配料	用量（g）
	S	红豆米饭	大米	25
			红豆	25
	P	辣炒鱿鱼	鱿鱼	80
			豆油	4
	V	清炒茼蒿	茼蒿	150
			橄榄油	4
	X	蟠桃	蟠桃	150

部分食谱说明及制作方法

① 黑米稠粥在熬制时要注意多熬煮一会儿，黑米粥熬制时间在30分钟左右。如果想要黑米粥更好吃，可以在黑米粥中加入一两颗干大枣增加风味，但不要往粥里加白砂糖。早餐粥可以稍微稠一点，既增加饱腹感，又避免两餐之间过早饥饿。

② 番茄炒鸡蛋好吃的秘诀在于掌握细节。第一，在煎鸡蛋时鸡蛋不要全熟，七八分熟即可，即鸡蛋还有少部分未凝固时将其取出；第二，番茄要去皮，切成合适大小的块状；第三，锅中放入蒜片炒香，再继续炒番茄鸡蛋；第四，调味时还可以加少许番茄沙司改善番茄的酸味。此外番茄炒鸡蛋中还可以加入木耳，增加这道菜肴的饱腹感。

③ 辣炒鱿鱼是一道非常受欢迎的减重菜肴，烹调时要注意鱿鱼的加工时间，切好花刀的鱿鱼放入沸水中汆烫成鱿鱼卷捞出备用。起锅入油，炒好辣椒后倒入鱿鱼卷翻炒几秒钟即可出锅，时间过长鱿鱼卷口感会变老。

④ 煎牛肉片和煎牛排不完全一样，牛肉片较薄，牛排较厚。煎牛肉片更节约烹调时间，将牛肉片放入锅中小火煎制变色，撒少许椒盐即可食用。

表3-16　第二周适度低碳水减重食谱（1200kcal）营养素评价

指标	实际摄入量	推荐摄入量	实际摄入量达到推荐量百分比
能量及核心营养素摄入量			
能量（kcal）	1196	1200	99.7%
碳水化合物（供能比）	46%		
碳水化合物（g）	137.7		
蛋白质（供能比）	23%	15% ~ 20%	
蛋白质（g）	68.3	1.2 ~ 1.5g/kg	
脂肪（供能比）	31%	≤ 35%	
脂肪（g）	41.9		
维生素矿物质营养素摄入量			
维生素 A（μg）	1116	800	139.5%
维生素 C（mg）	162.6	100	162.6%
维生素 D（μg）	9.5	10	95.0%
叶酸（μg）	399.9	400	100.0%
维生素 B_1（mg）	1.13	1.2	94.2%
维生素 B_2（mg）	1.26	1.2	105.0%
钙（mg）	720	800	90.0%
铁（mg）	20.4	12	170.0%
锌（mg）	10.43	12.5	83.4%
硒（μg）	59.8	60	99.7%
镁（mg）	316	330	95.8%
三餐供能比			
早餐及早加餐	33%	30% ~ 35%	
午餐及午加餐	33%	30% ~ 35%	
晚餐及晚加餐	34%	30% ~ 35%	

评价结论

① 能量和碳水化合物（46%）、蛋白质（23%）、脂肪（31%）摄入量符合适度低碳水减重需要。

② 维生素A、维生素D、维生素C、维生素B$_1$、维生素B$_2$、叶酸、钙、铁、镁、硒等均达到推荐量的90%以上，能够充分满足减重者的营养需要。

③ 食谱中食材种类多样、齐全。食材数量兼顾营养素和饱腹感，突出了全谷物/粗杂粮、蔬菜的摄入量。

④ 食谱三餐能量分配合理，餐次比合理。

⑤ 烹调油推荐使用橄榄油、芝麻油（香油）等多种植物油，全天食用油不超过25g；建议使用低钠高钾盐，全天用量不超过5g。

1400kcal适度低碳水减重食谱

1400kcal食谱适用于要减重的男性，配合一定的运动量可以快速减轻体重。

以下两周食谱都是按照四格减重餐的模式设计。

第一周食谱碳水化合物供能比51%，蛋白质供能比20%，脂肪供能比29%。

第二周食谱碳水化合物供能比45%（碳水比例更低一些），蛋白质供能比为23%，脂肪供能比32%。

减重者可根据个人饮食习惯进行选择。两周食谱及其营养素分析详见表3-17～表3-32，其中展示了部分三餐食谱图供读者参考。

*第一周1400kcal适度低碳水减重食谱

Day 1 适度低碳水减重食谱

第一天早餐

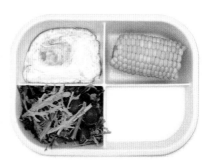

第一天午餐

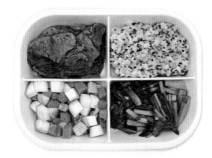

第一天晚餐

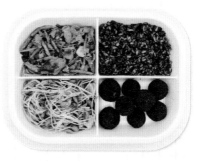

表3-17 适度低碳水减重食谱（1400kcal）第一天

早餐	四格	菜肴名称	配料	用量（g）
	S	蒸玉米	新鲜玉米	200
	P	煎鸡蛋	鸡蛋	60
	V	凉拌苦苣	苦苣	50
			圣女果	50
			西生菜	50
			香油	3
	X	牛奶	纯牛奶	150
午餐	**四格**	**菜肴名称**	**配料**	**用量（g）**
	S	玉米糁藜麦米饭	大米	30
			玉米糁	20
			藜麦	20
	P	酱牛肉	牛腱子肉	70
	V	胡萝卜炒角瓜	角瓜	100
			胡萝卜	50
			橄榄油	5
	X	清炒芥蓝	芥蓝	100
			橄榄油	5
晚餐	**四格**	**菜肴名称**	**配料**	**用量（g）**
	S	黑米饭	大米	30
			黑米	30
	P	香菜炒肉	香菜	40
			猪肉	60
			豆油	4
	V	清炒黑豆苗	黑豆苗	100
			橄榄油	4
	X	杨梅	杨梅	150

部分食谱说明及制作方法

① 酱牛肉是减重佳肴，可以直接食用，也可以和黄瓜、大葱等加入酱油、蚝油做成黄瓜拌牛肉、大葱拌牛肉，还可以用来做牛肉面。酱牛肉的制作方法稍微复杂，每次可以多做一些切成大小方便食用的块，用保鲜膜裹紧冷冻保存，下次食用时解冻即可。

　　按照1000g牛腱子来卤制，需要搭配葱段、姜片适量、黄豆酱3勺、八角3个、生抽5勺、老抽2茶勺、香叶4片、料酒2茶勺、花椒1茶勺、桂皮1根。

　　具体步骤如下。a. 牛腱子清洗干净后，顺着肉的纤维方向切成几个大块，用清水泡1小时左右。b. 起锅加入冷水，然后放入牛肉块去血水，加入葱段、姜片、料酒少许去腥。开大火加热，锅开后会有血沫出现，避开血沫将牛肉块捞出，备用。c. 将八角、香叶、桂皮、花椒等用纱布包好，做成一个调料包，备用。d. 重新起锅加入半锅清水，放入调料包，加入葱段、姜片，同时加入生抽、老抽、黄豆酱，搅拌均匀，再加入牛肉块，大火烧开后保持5分钟，转中小火炖1.5~2小时。e. 牛肉块煮好后不要捞出，继续浸泡4~8小时，或连汤取出后放入冰箱冷藏一晚。放凉后的牛肉块横着纤维方向切成大片即可食用。注意牛肉要横着肉丝方向切（不是顺着肉丝方向）。

　　如果嫌麻烦也可以直接买现成的酱牛肉，食谱中70g酱牛肉是指生牛腱子的重量，做熟之后大约50g，所以直接食用50g现成的熟酱牛肉即可。

② 杨梅可以用其他水果，如桃子、樱桃、苹果、梨、西瓜等等量替代。食谱中150g杨梅是指杨梅去核之后的可食用部分，相当于180~200克杨梅（含核）。

第二天早餐

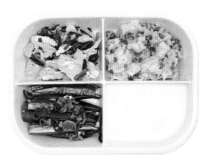

第二天午餐

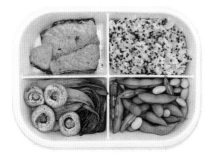

第二天晚餐

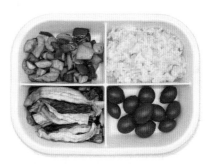

表3-18　适度低碳水减重食谱（1400kcal）第二天

早餐	四格	菜肴名称	配料	用量（g）
	S	绿豆稠粥	大米	35
			绿豆	35
	P	韭菜炒鸡蛋	鸡蛋	60
			韭菜	80
			橄榄油	2
	V	炒秋葵	秋葵	100
			香油	3
	X	牛奶	脱脂牛奶	150
午餐	四格	菜肴名称	配料	用量（g）
	S	藜麦米饭	大米	35
			藜麦	35
	P	香煎三文鱼	三文鱼	70
			豆油	4
	V	口蘑炒油菜	油菜	100
			口蘑	50
			橄榄油	4
	X	水煮毛豆	毛豆	150
晚餐	四格	菜肴名称	配料	用量（g）
	S	玉米糁饭	大米	35
			玉米糁	35
	P	彩椒炒鸡丁	鸡胸肉	50
			彩椒	80
			豆油	5
	V	蒸茄子	茄子	150
			橄榄油	3
	X	圣女果	圣女果	150

部分食谱说明及制作方法

① 制作绿豆稠粥时要事先将绿豆浸泡8~10小时。为了方便操作，可以在前一天晚上睡前将绿豆加水放入冰箱冷藏，第二天早上即可使用。绿豆也可以事先单独浸泡好或者煮好，然后分装到食品密封袋中，放冰箱冷冻保存，每次使用时从冰箱取出直接加到大米中一起煮成绿豆粥。本食谱中大米与绿豆比例为1∶1，可根据个人喜好酌情增减水量。其他杂豆粥，例如红豆粥等做法和绿豆粥一致。注意煮粥时不要加碱，否则容易破坏粥里的B族维生素。

② 彩椒炒鸡丁这道菜肴颜值高、能量低，特别适合减重者食用。彩椒切成小丁，鸡肉切成小丁，备用。锅中放油，加入鸡肉丁翻炒至鸡肉丁熟透，再加入彩椒丁翻炒均匀，加少许盐、胡椒粉调味即可出锅。这道菜肴中的鸡胸肉还可以换成等量的瘦牛肉，它们的能量差不多。

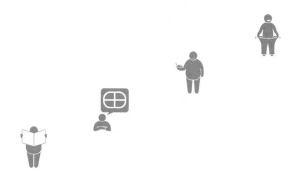

Day 3 适度低碳水减重食谱

第三天早餐

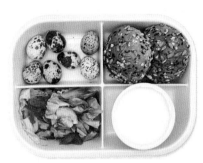

第三天午餐

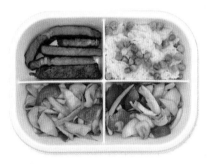

第三天晚餐

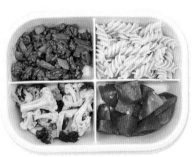

科学减重：28 天适度低碳水饮食计划

表3-19 适度低碳水减重食谱（1400kcal）第三天

早餐	四格	菜肴名称	配料	用量（g）
	S	全麦坚果面包	全麦面粉	50
			核桃	10
	P	水煮鹌鹑蛋	鹌鹑蛋	60
	V	番茄炒圆白菜	番茄	80
			圆白菜	80
			香油	2
	X	酸奶	不加糖酸奶	150
午餐	四格	菜肴名称	配料	用量（g）
	S	豌豆米饭	大米	60
			豌豆粒	30
	P	煎牛排	牛排	60
			豆油	4
	V/X	彩椒杏鲍菇	彩椒	100
			杏鲍菇	100
			橄榄油	4
晚餐	四格	菜肴名称	配料	用量（g）
	S	意大利面	意大利面	60
	P	牛肉酱	牛肉	60
			洋葱	30
			番茄酱	20
			豆油	5
	V	水煮双花	西蓝花	50
			菜花	80
			橄榄油	3
	X	西瓜	西瓜	150

① 豌豆米饭就是在做米饭时加入豌豆粒。豌豆可以直接买现成的冷冻豌豆粒，做米饭时和大米一起加入锅中，蒸煮模式做熟即可。

② 煎牛排建议优先选择原切牛排，所谓原切牛排就是直接从牛身上切下来的完整的一块肉，没有经过额外加工处理。原切牛排要切得稍微薄一点，煎制时火候宜小一些，否则容易导致牛排口感变硬。还可以选择整切牛排，整切牛排一般经过腌制调味，口味更加丰满，肉质也较嫩。

③ 晚餐中的意大利面、牛肉酱、水煮双花其实是一道菜肴，即"蔬菜牛肉意面"，食用时要放在一起。煮意大利面时先在水中放几滴油，水开后再放入意大利面，适当搅拌，开水煮15分钟左右面条就可熟。捞出面条，拌上牛肉酱及水煮双花即可食用。

Day 4

适度低碳水减重食谱

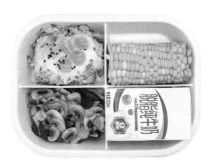

第四天早餐

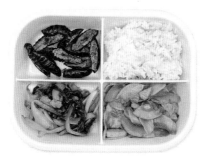

第四天午餐

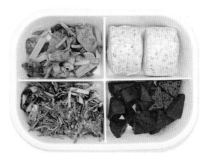

第四天晚餐

表3-20　适度低碳水减重食谱（1400kcal）第四天

早餐	四格	菜肴名称	配料	用量（g）
	S	蒸玉米	新鲜玉米	200
	P	角瓜鹌鹑蛋	鹌鹑蛋	60
			角瓜	50
	V	彩椒炒口蘑	彩椒	100
			口蘑	50
			香油	3
	X	牛奶	脱脂牛奶	250
午餐	四格	菜肴名称	配料	用量（g）
	S	玉米糁饭	大米	25
			玉米糁	25
	P	炒茧蛹	茧蛹	60
			豆油	5
	V	油菜炒木耳	油菜	100
			水发木耳	20
			荷兰豆	80
			橄榄油	3
	X	炒角瓜	角瓜	100
			橄榄油	2
晚餐	四格	菜肴名称	配料	用量（g）
	S	全麦馒头	全麦面粉	50
	P	芹菜炒肉	猪里脊肉	50
			芹菜	50
			豆油	3
	V	紫甘蓝拌苦苣	紫甘蓝	50
			苦苣	100
			橄榄油	2
	X	红心火龙果	火龙果	150

部分食谱说明及制作方法

① 全麦馒头可以在超市购买现成的，也可自己在家制作。

　　家庭制作全麦馒头的方法：取全麦面粉500g（按照10个馒头计），缓慢加入酵母水，一边加水一边搅拌揉面，揉成表面光滑的面团就可以；盖上保鲜膜放到温暖的地方发酵1~2小时，待面团发酵到原始体积2倍大小就可以了，也可以放到烤箱中用发酵功能发酵；把发酵好的面团拿出来轻轻揉好后，分成10个大小均匀的小圆球，摆放在蒸屉上，继续醒发20分钟；20分钟后馒头比开始放进来时体积变大，可以开中大火蒸，水开上汽后蒸10~15分钟；蒸好后关火不要开盖，继续闷3~5分钟待蒸汽消散后，开盖取出馒头即可。

② 紫甘蓝拌苦苣要将紫甘蓝切成细丝，这样口感较好，然后将苦苣、紫甘蓝丝放在碗中搅拌均匀，加入油醋汁拌匀即可食用。油醋汁可以买现成的，也可以自己做。

　　自制油醋汁的方法：将橄榄油、陈醋、酱油、蜂蜜、黑胡椒粉倒入一个小瓶中，用力摇晃3~5分钟，使料汁混合即可；调好的油醋汁放冰箱冷藏12~24小时后食用口感更佳，食用前需要搅拌均匀；油醋汁成品可以在冰箱冷藏保存3~5天。

Day 5 适度低碳水减重食谱

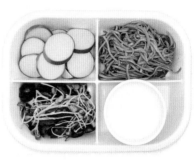

第五天早餐

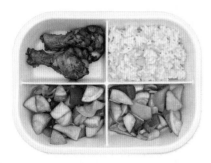

第五天午餐

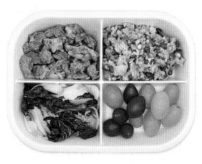

第五天晚餐

表3-21　适度低碳水减重食谱（1400kcal）第五天

早餐	四格	菜肴名称	配料	用量（g）
	S	荞麦面条	荞麦面	50
	P	香干	香干	50
	V	黑豆苗炒木耳	黑豆苗	100
			木耳	50
			橄榄油	6
	X	酸奶	不加糖酸奶	200
午餐	四格	菜肴名称	配料	用量（g）
	S	玉米糁饭	大米	35
			玉米糁	35
	P	卤鸡腿	鸡腿	60
			豆油	4
	V/X	角瓜炒彩椒	彩椒	100
			角瓜	100
			橄榄油	5
晚餐	四格	菜肴名称	配料	用量（g）
	S	红豆米饭	大米	35
			红豆	35
	P	茄汁黄豆炖牛肉	牛肉	50
			茄汁黄豆	20
			橄榄油	5
	V	清炒奶白菜	奶白菜	150
			橄榄油	4
	X	葡萄＋圣女果	葡萄	100
			圣女果	50

① 茄汁黄豆炖牛肉做法特别简单，可使用现成的茄汁黄豆罐头。选择较瘦的牛肉切成小块，起锅烧开水，加入葱段、姜片、牛肉块，用沸水焯烫去血水、去腥；转小火将牛肉块炖熟，待牛肉块基本熟后加入茄汁黄豆罐头，小火炖15分钟左右；出锅前撒入少许葱花即可。喜欢更加浓郁番茄口味的可以另加番茄酱。可以将茄汁黄豆牛肉平均分成若干份用食品密封袋装好，冷冻保存。

② 红豆米饭中的红豆要提前浸泡8~10小时。为了方便操作，可以在前一天晚上睡前将红豆加水放入冰箱冷藏，第二天早上即可使用；或者早上上班前将红豆事先泡上，下班后即可使用。大米和泡好的红豆一起冲洗干净后，加水，放入电饭锅选杂粮米功能进行蒸煮即可。待蒸煮完成后再闷10分钟口感更佳。红豆米饭可以一次多做一些平均分成若干份，放入冰箱中冷藏（3天）或冷冻（3个月），食用前用微波炉加热即可。

③ 黑豆苗炒木耳的黑豆苗和木耳都要先焯水，焯水时加一点盐和几滴油，会让豆苗颜色翠绿，更好地保留豆苗营养。

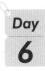

Day 6

适度低碳水减重食谱

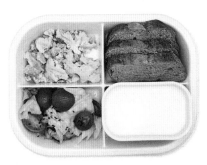

第六天早餐

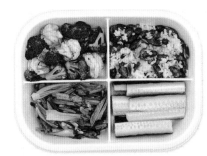

第六天午餐

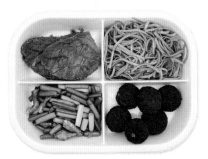

第六天晚餐

表3-22 适度低碳水减重食谱（1400kcal）第六天

早餐	四格	菜肴名称	配料	用量（g）
	S	全麦面包	全麦面粉	60
	P	苦瓜炒鸡蛋	鸡蛋	60
			苦瓜	80
			橄榄油	4
	V	圣女果拌西生菜	圣女果	100
			西生菜	20
			香油	2
	X	牛奶	纯牛奶	200
午餐	四格	菜肴名称	配料	用量（g）
	S	红豆米饭	大米	35
			红豆	35
	P	西蓝花炒虾仁	虾仁	80
			西蓝花	100
			豆油	4
	V	清炒油麦菜	油麦菜	150
			橄榄油	4
	X	黄瓜	黄瓜	100
晚餐	四格	菜肴名称	配料	用量（g）
	S	荞麦面条	荞麦面	60
	P	酱牛肉	牛腱子肉	70
	V	蒜薹炒肉	蒜薹	100
			猪里脊肉	20
			橄榄油	8
	X	杨梅	杨梅	150

部分食谱说明及制作方法

① 清炒油麦菜是一道常见的减重菜肴。将新鲜油麦菜清洗干净切成长2~3cm的段；起锅，锅内放入油、蒜末，炒出蒜香后加入油麦菜段，均匀翻炒1分钟，待油麦菜熟后，加入生抽翻炒即可出锅。

② 西蓝花炒虾仁要事先分别将西蓝花和虾仁进行处理。西蓝花洗净切成小朵，锅中多加一些水，水中加少许油和盐，水烧开后加入西蓝花朵，待西蓝花朵差不多快熟时捞出沥干水分，备用，然后将解冻好的虾仁放入沸水中焯至变色即可捞出。另外起锅，油热后加入虾仁、西蓝花朵翻炒1分钟，最后加盐调味即可出锅。

③ 苦瓜炒鸡蛋中苦瓜80g是指去籽和白瓤之后的可食部重量。苦瓜洗净去籽和白瓤，切成小丁。锅中烧水，水开后加一点盐和油，放入苦瓜丁，水再次沸腾时捞出苦瓜丁过凉水，沥干水分备用。苦瓜丁焯水有助于去除苦味，保持颜色翠绿。鸡蛋在碗中打散，加入苦瓜丁和盐，搅打均匀。起锅，锅热后加入油，滑入混合好的苦瓜丁蛋液，待鸡蛋凝固后，用铲子划成一块一块的即可出锅。

Day 7

适度低碳水减重食谱

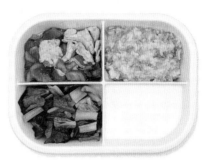

第七天早餐

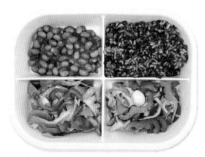

第七天午餐

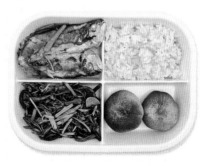

第七天晚餐

表3-23　适度低碳水减重食谱（1400kcal）第七天

早餐	四格	菜肴名称	配料	用量（g）
	S	燕麦粥	燕麦	20
			大米	30
	P	番茄炒鸡蛋	鸡蛋	60
			番茄	50
			橄榄油	4
	V	清炒小白菜	小白菜	150
			橄榄油	4
	X	牛奶	纯牛奶	200
午餐	四格	菜肴名称	配料	用量（g）
	S	黑米饭	大米	30
			黑米	30
	P	茄汁黄豆	茄汁黄豆	100
	V/X	鲜蘑炒青椒	鲜蘑	80
			青椒	80
			胡萝卜	80
			橄榄油	8
晚餐	四格	菜肴名称	配料	用量（g）
	S	玉米糁饭	大米	30
			玉米糁	30
	P	煎黄花鱼	小黄花鱼	70
			豆油	5
	V	芹菜炒榛蘑	榛蘑	50
			芹菜	100
			橄榄油	5
	X	蟠桃	蟠桃	150

部分食谱说明及制作方法

① 燕麦粥可以用燕麦米，也可以用燕麦粒、燕麦片，用燕麦米和燕麦粒熬煮时间要稍长一些，燕麦片的熬煮时间要略短。

② 茄汁黄豆是一款即食罐头。此食品是比较理想的蛋白质食物来源。茄汁黄豆不仅可以直接食用，还可以用来炖肉、炒菜。譬如茄汁黄豆牛肉、茄汁牛腩等。

③ 煎黄花鱼一定要用不粘锅，这样可以大大减少油脂的使用，也可以将黄花鱼用生抽、姜蒜腌制一下放入空气炸锅中制作。

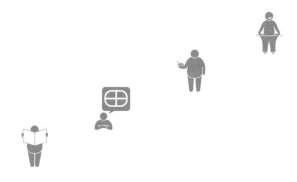

表3-24　第一周适度低碳水减重食谱（1400kcal）营养素评价

指标	实际摄入量	推荐摄入量	实际摄入量达到推荐量百分比
能量及核心营养素摄入量			
能量（kcal）	1417	1400	
碳水化合物（供能比）	51%		
碳水化合物（g）	181.5		
蛋白质（供能比）	20%	15% ~ 20%	
蛋白质（g）	70.9	1.2 ~ 1.5g/kg	
脂肪（供能比）	29%	≤ 35%	
脂肪（g）	45.1		
维生素矿物质营养素摄入量			
维生素 A（μg）	525	800	65.6%
维生素 C（mg）	191.2	100	191.2%
维生素 D（μg）	6.7	10	67.0%
叶酸（μg）	440	400	110.0%
维生素 B_1（mg）	1.11	1.2	92.5%
维生素 B_2（mg）	1.35	1.2	112.5%
钙（mg）	822	800	102.8%
铁（mg）	19.4	12	161.7%
锌（mg）	11.7	12.5	93.6%
硒（μg）	56.03	60	93.4%
镁（mg）	367	330	111.2%
三餐供能比			
早餐及早加餐	34%	30% ~ 35%	
午餐及午加餐	33%	30% ~ 35%	
晚餐及晚加餐	33%	30% ~ 35%	

① 能量和碳水化合物（51%）、蛋白质（20%）、脂肪（29%）摄入量符合适度低碳水减重需要。

② 维生素C、维生素B₁、维生素B₂、叶酸、钙、铁、锌、镁、硒等均达到推荐量的90%以上，能够充分满足减重者的营养需要。维生素A、维生素D略有不足，可通过维生素A和维生素D营养补充剂进行补充，或在下周增加富含维生素A、维生素D的食物摄入。

③ 食谱中食材种类多样、齐全。食材数量兼顾营养素和饱腹感。突出了全谷物/粗杂粮、各种蔬菜的足量摄入。

④ 食谱三餐能量分配合理，餐次比合理。

⑤ 烹调油推荐使用橄榄油、芝麻油（香油）等多种植物油，全天食用油不超过25g；建议使用低钠高钾盐，全天用量不超过5g。

* 第二周1400kcal适度低碳水减重食谱

Day 1 适度低碳水减重食谱

第一天早餐

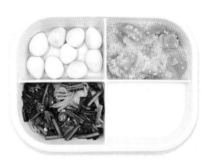

第一天午餐

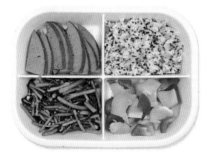

第一天晚餐

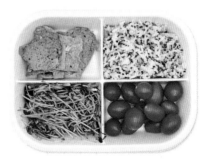

表3-25　**适度低碳水减重食谱（1400kcal）第一天**

早餐	四格	菜肴名称	配料	用量（g）
	S	南瓜小米粥	小米	40
			南瓜	50
	P	水煮鹌鹑蛋	鹌鹑蛋	100
	V	魔芋丝拌菠菜	菠菜	100
			魔芋丝	50
			香油	5
	X	牛奶	纯牛奶	200
午餐	四格	菜肴名称	配料	用量（g）
	S	藜麦米饭	大米	25
			藜麦	25
	P	卤猪肝	猪肝	100
	V	清炒茼蒿	茼蒿	150
			橄榄油	8
	X	彩椒	彩椒	120
晚餐	四格	菜肴名称	配料	用量（g）
	S	藜麦米饭	大米	25
			藜麦	25
	P	煎牛肉	牛肉	100
			豆油	5
	V	清炒豌豆苗	豌豆苗	150
			橄榄油	3
	X	圣女果	圣女果	150

① 制作南瓜小米粥时南瓜去皮切成小块。小米淘洗干净后和南瓜块一起加适量水，将电饭煲设置成煮粥模式即可。一个人的量较少，可以用小型BB煲煮粥，方便省事。

② 魔芋丝拌菠菜是一道凉拌菜肴。菠菜去根洗净焯水，挤去水分后切段，魔芋丝洗净后沥干水分，备用。把菠菜段、魔芋丝放入盆中，加香油、盐、陈醋搅拌均匀即可。这道菜肴还可以根据个人喜好加入木耳、金针菇等食材，特别适合减重期食用。

③ 圣女果可以随餐食用，也可以在餐后作为加餐食用。同时圣女果可以换成等量的草莓柿子等。

Day 2 适度低碳水减重食谱

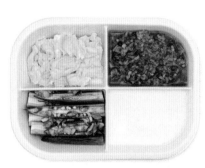

第二天早餐

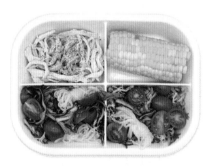

第二天午餐

第二天晚餐

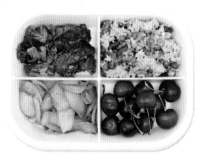

表3-26　适度低碳水减重食谱（1400kcal）第二天

早餐	四格	菜肴名称	配料	用量（g）
	S	绿豆稠粥	绿豆	20
			大米	20
	P	炒鸡蛋	鸡蛋	80
			橄榄油	3
	V	白灼秋葵	秋葵	150
			香油	3
	X	牛奶	纯牛奶	200
午餐	四格	菜肴名称	配料	用量（g）
	S	蒸玉米	新鲜玉米	200
	P	凉拌鸡丝	鸡胸肉	80
			豆油	4
	V/X	苦苣拌圣女果	苦苣	80
			圣女果	80
			魔芋丝	80
			紫甘蓝	20
			亚麻籽油	4
晚餐	四格	菜肴名称	配料	用量（g）
	S	红豆米饭	大米	20
			红豆	20
	P	手撕肉	猪瘦肉	80
	V	清炒洋葱	洋葱	150
			橄榄油	5
	X	樱桃	樱桃	150

部分食谱说明及制作方法

① 白灼秋葵是秋葵的经典吃法。秋葵清洗干净，去除根部，锅中加入冷水，水烧开后放入秋葵，煮1~2分钟后捞出，过凉水，纵向剖开切成两半，整齐摆放在盘中备用。蒸鱼豉油、油、米醋和小半碗清水在一起搅拌均匀调制成酱汁；大蒜切末、姜切丝，备用。起锅，锅热后加入酱汁，烧开后加入蒜末、姜丝炒香，炒出香味后将汤汁一起淋到秋葵上即可。

② 手撕肉可以用猪肉，也可以用牛羊肉，但是要注意选择相对较瘦的肉，可以减少脂肪和能量的摄入，对减重者来说非常有必要。煮好的瘦肉撕成细丝或者切成薄片，用蒜末和酱油调好料汁，蘸食即可。

③ 凉拌鸡丝中的鸡胸肉是典型的高蛋白低脂肪食材，煮熟的鸡胸肉撕成丝，用调好的酱汁搅拌均匀即可，美味又营养。

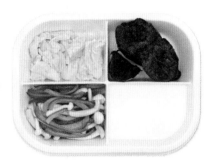

第三天早餐

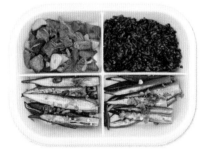

第三天午餐

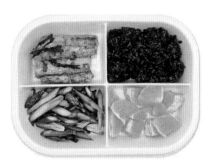

第三天晚餐

表3-27　适度低碳水减重食谱（1400kcal）第三天

早餐	四格	菜肴名称	配料	用量（g）
	S	蒸紫薯	紫薯	200
	P	煎鸡蛋	鸡蛋	80
			橄榄油	3
	V	彩椒炒白玉菇	彩椒	50
			白玉菇	100
			香油	3
	X	牛奶	纯牛奶	200
午餐	四格	菜肴名称	配料	用量（g）
	S	黑米饭	大米	30
			黑米	30
	P	彩椒炒牛肉	牛肉	100
			彩椒	80
			豆油	4
	V/X	蒜蓉秋葵	秋葵	200
			橄榄油	4
晚餐	四格	菜肴名称	配料	用量（g）
	S	黑米饭	大米	25
			黑米	25
	P	煎刀鱼	刀鱼	100
			豆油	6
	V	清炒芦笋	芦笋	150
			橄榄油	4
	X	橙子	橙子	150

部分食谱说明及制作方法

① 煎刀鱼一定要注意少放油，可以用平底锅或者空气炸锅来烹制。新鲜刀鱼清洗干净后切段（可直接购买冷冻带鱼段），加葱姜丝、盐腌制30分钟，备用。起锅，锅热后入油，然后将带鱼放入锅中，中小火煎至两面金黄即可。注意煎带鱼不宜高温，待一面煎熟后再煎另外一面，尽量减少翻动。

② 清炒芦笋要特别注意食材的选择，尽量选择较嫩的芦笋，这样口感会更好，如果芦笋较老可以去掉芦笋根部较老的部分。芦笋清洗干净去除老皮后斜切成片，备用。起锅，锅热后加入油，葱姜炒香后加入芦笋片翻炒2～3分钟，最后加入生抽调味即可出锅。

③ 食谱中150g橙子是指去掉皮和籽之后的果肉部分（即橙子可食部），整个橙子（市场采购完整橙子）的重量在200g左右。200g一般是中等大小的橘子，与成年女性拳头差不多一样大。橙子可以正餐食用，也可以晚餐后加餐食用。

Day 4 适度低碳水减重食谱

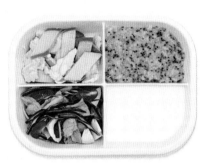

第四天早餐

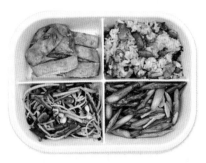

第四天午餐

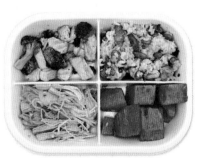

第四天晚餐

表3-28　适度低碳水减重食谱（1400kcal）第四天

早餐	四格	菜肴名称	配料	用量（g）
	S	藜麦粥	藜麦	25
			大米	25
	P	香干炒鸡蛋	鸡蛋	50
			香干	40
			橄榄油	4
	V	牛油果蔬菜沙拉	牛油果	40
			圣女果	50
			西生菜	50
			紫甘蓝	20
	X	牛奶	脱脂牛奶	200
午餐	四格	菜肴名称	配料	用量（g）
	S	红豆米饭	大米	30
			红豆	30
	P	香煎鸡排	鸡胸肉	50
			豆油	4
	V	韭菜炒豆芽	韭菜	50
			黄豆芽	100
			橄榄油	2
	X	清炒芦笋	芦笋	150
			橄榄油	2
晚餐	四格	菜肴名称	配料	用量（g）
	S	红豆米饭	大米	25
			红豆	25
	P	西蓝花炒三文鱼	三文鱼	80
			西蓝花	60
			豆油	4
	V	魔芋丝炒娃娃菜	娃娃菜	100
			魔芋丝	60
			橄榄油	4
	X	西瓜	西瓜	150

① 藜麦粥用大米和藜麦按照1：1比例混合，淘洗干净后加适量水放入电饭煲中，将电饭煲设置成煮粥模式即可。

② 西蓝花炒三文鱼要事先把西蓝花和三文鱼分别处理一下。三文鱼化冻后沥干水分切成小块，用少许柠檬汁腌制10分钟备用。西蓝花洗净切成小朵，锅中多加一些水，水中加少许油和盐（注意，不计入本餐油盐总量），水烧开后加入西蓝花朵，待西蓝花朵差不多快熟时捞出，沥干水分备用。起锅，锅内放油加入三文鱼，三文鱼轻微煎至定型后加入西蓝花朵翻炒1分钟，加盐调味即可出锅。

③ 牛油果蔬菜沙拉是一道非常受欢迎的减重菜肴，经常出现在轻食餐中。牛油果要选择熟一些的，这样口感更好。本道食谱中搭配了圣女果、西生菜、紫甘蓝等新鲜蔬菜，也可以根据个人喜好加入苦苣、西蓝花、羽衣甘蓝等食材。此外本道菜肴中牛油果能量较高无须额外加入其他油脂，可选择零卡油醋汁进行调味。

④ 韭菜炒豆芽建议选择黄豆芽，黄豆芽口感更加硬脆，饱腹感也好。韭菜清洗干净，沥干水分后切段备用。起锅，锅内放入葱蒜炒香后加入黄豆芽，大火快速翻炒，再加入韭菜翻炒均匀，最后加生抽调味即可出锅。

Day 5 适度低碳水减重食谱

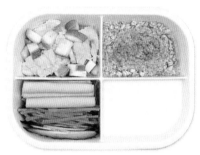

第五天早餐

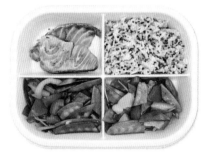

第五天午餐

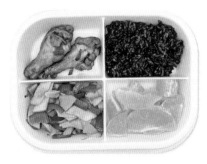

第五天晚餐

表3-29　适度低碳水减重食谱（1400kcal）第五天

早餐	四格	菜肴名称	配料	用量（g）
	S	燕麦片＋小麦胚芽粉	燕麦片	25
			小麦胚芽粉	25
	P	角瓜炒鸡蛋	鸡蛋	50
			角瓜	50
			橄榄油	4
	V	黄瓜丝豆腐皮卷	豆腐皮	50
			黄瓜	50
			胡萝卜	50
	X	牛奶	纯牛奶	150
午餐	**四格**	**菜肴名称**	**配料**	**用量（g）**
	S	藜麦米饭	大米	25
			藜麦	25
	P	煎三文鱼	三文鱼	80
			豆油	5
	V/X	彩椒炒荷兰豆	彩椒	100
			荷兰豆	100
			橄榄油	5
晚餐	**四格**	**菜肴名称**	**配料**	**用量（g）**
	S	黑米饭	大米	25
			黑米	25
	P	柠檬鸡腿	鸡腿	80
			豆油	4
	V	彩椒炒杏鲍菇	彩椒	50
			杏鲍菇	100
			橄榄油	4
	X	橙子	橙子	150

部分食谱说明及制作方法

① 早餐中的小麦胚芽粉和燕麦片可以和当餐纯牛奶冲泡在一起食用。小麦胚芽粉的蛋白质、维生素、矿物质、膳食纤维含量都颇为丰富，可以单独食用也可以加到米饭、面食中。

② 黄瓜丝豆腐皮卷中的三种食材黄瓜、胡萝卜、豆腐皮都是可以直接生吃的食材，黄瓜切丝，胡萝卜切丝，加少许葱丝、豆瓣酱，用豆腐皮卷起来，美味又营养。此外，也可以将豆腐皮切成丝，与黄瓜丝、胡萝卜丝直接凉拌。

③ 彩椒炒杏鲍菇，将杏鲍菇切成薄片，彩椒切块，备用。起锅，锅内放油，加入杏鲍菇片、彩椒块翻炒。加入盐、生抽、料酒，翻炒均匀后即可出锅。根据个人喜好可在出锅前加入少许黑胡椒粉调味，风味更佳。此外彩椒、杏鲍菇也可以切丝，切丝更容易入味，且易熟。

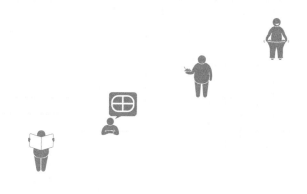

Day 6 适度低碳水减重食谱

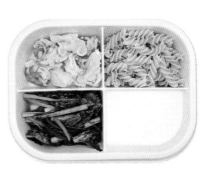

第六天早餐

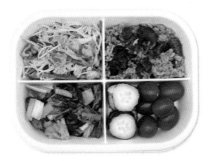

第六天午餐

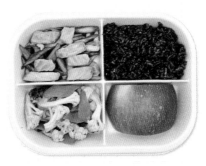

第六天晚餐

表3-30　适度低碳水减重食谱（1400kcal）第六天

早餐	四格	菜肴名称	配料	用量（g）
	S	意大利面	意大利面	50
	P	虾仁炒蛋	鸡蛋	50
			虾仁	30
			橄榄油	3
	V	清炒菜心	菜心	150
			橄榄油	2
	X	牛奶	纯牛奶	200
午餐	四格	菜肴名称	配料	用量（g）
	S	紫薯米饭	大米	50
			紫薯	50
	P	金针菇炒牛肉	牛肉	70
			金针菇	80
			豆油	4
	V	清炒小白菜	小白菜	150
			橄榄油	4
	X	黄瓜＋圣女果	黄瓜	100
			圣女果	50
晚餐	四格	菜肴名称	配料	用量（g）
	S	黑米饭	大米	25
			黑米	25
	P	三文鱼炒芦笋	三文鱼	80
			芦笋	50
			豆油	4
	V	炒花菜	菜花	100
			西蓝花	60
			胡萝卜	20
			橄榄油	4
	X	苹果	苹果	150

部分食谱说明及制作方法

① 紫薯米饭制作时，先将紫薯去皮后切成小块，然后直接和淘洗好的大米一同放入锅中煮熟即可。紫薯还可以换成红薯，都很美味。

② 金针菇炒牛肉，即锅内放油，加入金针菇和牛肉片炒熟即可。金针菇和牛肉还可以做成汤菜，将金针菇、牛肉片放入砂锅中加适量汤汁做成金针菇牛肉煲，做成汤菜时可以加入番茄、番茄酱调味，味道更鲜美。

③ 三文鱼炒芦笋是非常值得推荐的减重菜肴。先将三文鱼用少许柠檬汁腌制一下去腥，然后切成合适大小的块状，用不粘锅煎至两面变色即可。芦笋去除老根切段备用。起锅，锅内放油后加入芦笋段，翻炒1分钟后加入煎好的三文鱼块翻炒均匀，最后撒黑胡椒粉、盐即可出锅。

Day 7 适度低碳水减重食谱

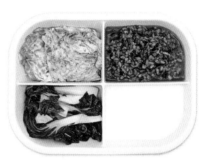

第七天早餐

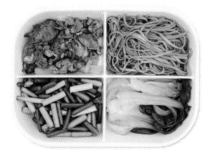

第七天午餐

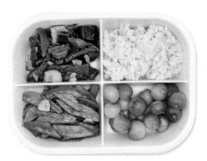

第七天晚餐

表3-31　适度低碳水减重食谱（1400kcal）第七天

早餐	四格	菜肴名称	配料	用量（g）
	S	黑米粥	黑米	20
			大米	20
	P	角瓜鸡蛋饼	鸡蛋	100
			角瓜	60
			橄榄油	4
	V	清炒奶白菜	奶白菜	150
			橄榄油	3
	X	牛奶	脱脂牛奶	200
午餐	四格	菜肴名称	配料	用量（g）
	S	荞麦面条	荞麦挂面	50
	P	芹菜炒牛肉	牛肉	100
			芹菜	50
			豆油	4
	V	蒜薹炒肉	蒜薹	100
			猪肉	20
			橄榄油	4
	X	清炒油菜	油菜	150
			橄榄油	4
晚餐	四格	菜肴名称	配料	用量（g）
	S	玉米糁饭	大米	25
			玉米糁	25
	P	酱牛肉拌黄瓜	酱牛肉	100
			黄瓜	50
			豆油	4
	V	清炒荷兰豆	荷兰豆	100
			橄榄油	4
	X	樱桃	樱桃	150

部分食谱说明及制作方法

① 制作角瓜鸡蛋饼时不需要额外加面粉，将角瓜用擦丝器擦成细丝后直接和蛋液混合，然后放入不粘锅中煎至成形即可。

② 酱牛肉拌黄瓜是将现成的酱牛肉切成块，然后和黄瓜丁一起凉拌，酱汁口味可根据个人喜好加入蒜泥、酱油、陈醋等，如果喜欢辣味还可以加入少许辣椒或辣椒油。

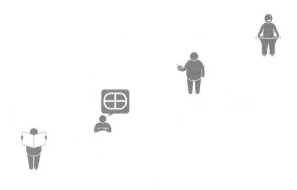

表3-32　第二周适度低碳水减重食谱（1400kcal）营养素评价

指标	实际摄入量	推荐摄入量	实际摄入量达到推荐量百分比
能量及核心营养素摄入量			
能量（kcal）	1397	1400	99.8%
碳水化合物（供能比）	45%		
碳水化合物（g）	156.7		
蛋白质（供能比）	23%	15% ~ 20%	
蛋白质（g）	81.6	1.2 ~ 1.5g/kg	
脂肪（供能比）	32%	≤ 35%	
脂肪（g）	49.8		
维生素矿物质营养素摄入量			
维生素 A（μg）	1298	800	162.3%
维生素 C（mg）	192.9	100	192.9%
维生素 D（μg）	20.9	10	209.0%
叶酸（μg）	425.6	400	106.4%
维生素 B_1（mg）	1.14	1.2	95.0%
维生素 B_2（mg）	1.58	1.2	131.7%
钙（mg）	780	800	97.5%
铁（mg）	22.9	12	190.8%
锌（mg）	12.9	12.5	103.2%
硒（μg）	60.1	60	100.1%
镁（mg）	367	330	111.2%
三餐供能比			
早餐及早加餐	33%	30% ~ 35%	
午餐及午加餐	33%	30% ~ 35%	
晚餐及晚加餐	34%	30% ~ 35%	

① 能量和碳水化合物（45%）、蛋白质（23%）、脂肪（32%）摄入量符合适度低碳水减重需要。

② 维生素A、维生素D、维生素C、维生素B$_1$、维生素B$_2$、叶酸、钙、铁、镁、硒等均达到推荐量的90%以上，能够充分满足减重者的营养需要。

③ 食谱中食材种类多样、齐全。食材数量兼顾营养素和饱腹感，突出了全谷物/粗杂粮、蔬菜的摄入量。

④ 食谱三餐能量分配合理，餐次比合理。

⑤ 烹调油推荐使用橄榄油、香油等多种植物油，全天食用油不超过25g；建议使用低钠高钾盐，全天用量不超过5g。

适度低碳水
减重案例

适度低碳水饮食是一种系统性的、灵活的减重方法，在实际应用时还要与减重者的具体情况相结合。如果再配合营养师等专业人员指导，往往能收到事半功倍的效果。

　　本章整理了营养师指导用户减重的十个案例（为保护隐私，本章姓名皆为化名，如有同名，纯属巧合），可以清晰看到适度低碳水饮食帮助具体用户解决具体问题的效果。

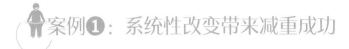

案例❶：系统性改变带来减重成功

📋 基本情况

李平，女，33岁，身高170cm，孕前体重80kg，产后3年，体重108kg，体重指数（BMI）为37.4，重度肥胖，体检发现有脂肪肝和肾结石，空腹血糖略高。

减重效果：营养师进行适度低碳水饮食减重指导6个月，减重30kg，体重降至78kg，BMI为27.0，属于超重。体检发现脂肪肝消失，空腹血糖正常。一年后随访体重70kg，BMI为24.2，略超重。

🔲 减重经过

李平近两年有三次减重经历，主要采用"节食""断食"等方式减重，每次减重1~2个月，每次减重后均出现报复性反弹，体重越减越重。通过膳食调查了解到，李平早晚餐在家吃，午餐在单位食堂吃或吃外卖，三餐食量均较大，且烹调方式属于"重油""重盐"型。李平自知以往减重不得法，想寻求更专业的指导，表示自己也有时间做饭，并愿意通过饮食改变现状。经过沟通，营养师确认李平可以使用带量食谱，但不要太复杂。营养师为李平制订了一周的适度低碳水减重食谱（见表4-1～表4-7），通过食谱对其饮食进行指导，总体原则是控制总能量摄入，每天1200kcal，适度低碳水的同时兼顾饱腹感。

表4-1　1200kcal适度低碳水减重食谱（第一天）

餐次	菜肴名称	配料	用量（g）	油用量（g）
早餐	荞麦面	荞麦面	50	5
		油菜	100	
		番茄	100	
	荷包蛋	鸡蛋	50	2
	牛奶	脱脂牛奶	200	
午餐	糙米饭	大米	30	
		糙米	30	
	家焖黄花鱼	黄花鱼	50	3
	菠菜炒豆芽	菠菜	100	2
		绿豆芽	60	
下午加餐	水果	草莓	100	
晚餐	蒸紫薯	紫薯	150	
	煎鸡腿	鸡腿	50	3
	凉拌蔬菜	西蓝花	100	5
		圣女果	30	
		彩椒	30	
		核桃	10	
	牛奶	脱脂牛奶	200	

表4-2　1200kcal适度低碳水减重食谱（第二天）

餐次	菜肴名称	配料	用量（g）	油用量（g）
早餐	黑米粥	黑米	25	
		大米	25	
	蒸蛋羹	鸡蛋	50	
	牛奶	脱脂牛奶	200	
	豆豉鲮鱼油麦菜	豆豉鲮鱼罐头	20	5
		油麦菜	100	
午餐	蒸玉米	鲜玉米	150	
	三文鱼炒三丁	三文鱼	50	5
		黄瓜	50	
		彩椒	50	
		胡萝卜	30	
	清炒油菜	油菜	150	2
晚餐	二米饭	大米	25	
		小米	25	
	肉末煎豆腐	豆腐	40	2
		猪里脊肉	40	
	清炒小白菜	小白菜	100	2
	海带冬瓜汤	冬瓜	100	2
		海带	50	
晚加餐	牛奶	脱脂牛奶	150	

表4-3　1200kcal适度低碳水减重食谱（第三天）

餐次	菜肴名称	配料	用量（g）	油用量（g）
早餐	藜麦米饭	大米	25	
		藜麦	25	
	黄瓜炒肉	胡萝卜	15	3
		黄瓜	15	
		猪肉	50	
	蚝油杏鲍菇	杏鲍菇	100	3
	牛奶	纯牛奶	200	
午餐	二米饭	大米	25	
		小米	25	
	蒜苗炒鸭血	鸭血	30	2
		蒜苗	100	
	葱油大头菜	大头菜	100	3
		大葱	3	
下午加餐	草莓奶昔	草莓	150	
		酸奶	100	
晚餐	紫薯全麦饼	全麦面粉	25	
		紫薯	50	
	菌菇豆腐鲜虾汤	白玉菇	50	5
		北豆腐	100	
		魔芋丝	100	
		虾仁	50	
		番茄	100	
		大葱	5	

表4-4 1200kcal适度低碳水减重食谱（第四天）

餐次	菜肴名称	配料	用量（g）	油用量（g）
早餐	小米枸杞粥	小米	40	
		枸杞子	3	
	煮鸡蛋	鸡蛋	50	
	凉拌豆芽	豆芽	100	5
	牛奶	纯牛奶	150	
午餐	二米饭	大米	25	
		小米	25	
	木须肉	番茄	100	3
		猪里脊	50	
		水发木耳	20	
	菠菜拌金针菇	菠菜	100	2
		香菜	10	
		金针菇	30	
晚餐	金枪鱼紫薯沙拉	水浸金枪鱼	50	5
		鳄梨	50	
		西生菜	40	
		苦苣	30	
		芦笋	100	
		圣女果	50	
		彩椒	30	
		紫薯	150	
晚上加餐	牛奶	脱脂牛奶	200	

表4-5 1200kcal适度低碳水减重食谱（第五天）

餐次	菜肴名称	配料	用量（g）	油用量（g）
早餐	鸡毛菜手擀面	鸡毛菜	80	3
		全麦面粉	40	
		香菇	50	
		胡萝卜	10	
	肉丝炒黄豆芽	猪肉	20	2
		黄豆芽	50	
	牛奶	脱脂牛奶	200	
午餐	二米饭	大米	20	
		小米	20	
	鸡蛋炒三文鱼	鸡蛋	30	2
		三文鱼	50	
		大葱	3	
	香菇油菜	香菇	60	2
		油菜	150	
	清炒芦笋	芦笋	80	2
下午加餐	柚子酸奶	柚子	100	
		不加糖酸奶	100	
晚餐	牛肉焖饭	大米	20	5
		小米	20	
		牛肉	50	
		胡萝卜	40	
		洋葱	50	
		芦笋	50	
		腐竹	10	

表4-6　1200kcal适度低碳水减重食谱（第六天）

餐次	菜肴名称	配料	用量（g）	油用量（g）
早餐	蔬菜饼	大头菜	40	2
		全麦面粉	40	
		胡萝卜	20	
	茭白炒佛手瓜	茭白	20	2
		佛手瓜	20	
	葱炒鸡蛋	鸡蛋	50	2
		葱	20	
	酸奶	不加糖酸奶	150	
午餐	彩椒虾仁意面	通心面	40	6
		虾仁	50	
		彩椒	50	
		番茄	150	
		口蘑	20	
		番茄酱	10	
下午加餐	酸奶	不加糖酸奶	150	
晚餐	玉米发糕	玉米面	50	
	番茄炒豆腐	番茄	80	4
		北豆腐	30	
	菠菜猪肝汤	菠菜	80	
		猪肝	40	
	白灼秋葵	秋葵	60	3

表4-7　1200kcal适度低碳水减重食谱（第七天）

餐次	菜肴名称	配料	用量（g）	油用量（g）
早餐	全麦面包	全麦面粉	40	
	香煎三文鱼	三文鱼	50	3
	应季时蔬	生菜	30	3
		西生菜	40	
		彩椒	30	
	牛奶	脱脂牛奶	150	
午餐	二米饭	小米	20	
		大米	20	
		海苔	10	
	时蔬牛肉汤	牛肉片	50	5
		胡萝卜	50	
		番茄	150	
		圆白菜	100	
下午加餐	水果	樱桃	150	
晚餐	燕麦米饭	大米	20	
		燕麦	30	
	彩椒牛柳	牛里脊肉	50	5
		彩椒	20	
	蘑菇汤	蘑菇	50	5
		魔芋丝	30	
		豆腐丝	20	
		裙带菜	20	

李平执行食谱很认真，减重效果也很明显，第一周就减重3kg。这极大增强了她继续严格执行减重食谱的决心。营养师随后又给李平制订了为期一个月的减重食谱，并指导李平进一步落实细节要求，主要包括：①吃饭要用分餐盘，将自己每餐要吃的食物单独盛装出来，以便掌握每餐食物数量；②每一餐都要有蔬菜，且蔬菜总量要在200g以上；③每餐主食都要优先考虑粗杂粮；④先吃蔬菜再吃主食和肉类；⑤不打扫家里的剩饭剩菜，吃饱就离开餐桌；⑥每天喝2000mL以上白水；⑦每天步行不低于8000步；⑧在外就餐次数每周不超过2次；⑨如果觉得太饿的话，只能在既定食谱之外加一些蔬菜和少量水果、奶类等；⑩每周称量1～2次体重。营养师要求李平每天自查这十条行为习惯是否得到落实并做好记录。第一个月结束时李平体重99kg，累计减重9kg。除了减轻体重，李平说她自己基本掌握适度低碳水食谱的搭配方法了。

减重进入第二个月时遇到问题了。李平家里装修改造，不方便做饭，三餐都只能在外面吃，无法再执行编制好的减重食谱。营养师给她调整了减重方案，采用"全部代餐""部分代餐"的方式解决饮食问题。代餐食物是"饼干"，每包代餐饼干提供能量150kcal，提供碳水21g，早餐用2包代餐饼干搭配一些方便食用的蔬菜（如黄瓜、圣女果等）和脱脂奶类；

午餐选择"轻食"外卖；晚餐用代餐饼干搭配蔬菜、蛋类等。这种减重方案主食能量相对固定，碳水化合物摄入量较少，总能量得以控制。李平坚持3个星期，体重又下降了5kg。

3个星期后，李平家中装修已经完成，又可以按照减重食谱来安排饮食了。考虑到李平在2个月内已经减重14kg，结合其平常饮食习惯，营养师为她制订了"低碳水高蛋白"食谱，四日示范食谱见表4-8～表4-11。李平反馈说这种减重食谱更适合她，也很容易执行和落实。在第3个月体重继续下降4kg。至此，李平减重3个月有余，累计减重18kg，创下她近几年来的体重新低——90kg，可以说取得了前所未有的成功。让人意想不到的是，李平的爱人也很胖，身高178cm，体重110kg，因为跟李平一起吃喝，也减重8kg。为了进一步巩固减重效果，李平要求营养师继续指导减重3个月，她爱人也加入进来，跟李平一起减重。

表4-8 低碳水高蛋白减重食谱（第一天）

餐次	菜肴名称	配料	用量（g）	油用量（g）
早餐	西蓝花豆腐虾仁蒸蛋	西蓝花	50	胡麻油：3
		豆腐	30	
		虾仁	20	
		鸡蛋	45	
	玉米	鲜玉米	150	
早加餐	芒果	芒果	100	
午餐	紫米饭	紫米	20	豆油：5
		大米	30	
	鸡丝拌黄瓜	鸡胸肉	80	
		黄瓜	120	
		香菜	30	
	包菜炒粉丝	包菜	120	
		粉丝	10	
午加餐	低脂奶	低脂奶粉	20	
晚餐	二米饭	大米	25	橄榄油：5
		小米	25	
	芦笋炒虾仁	芦笋	100	
		虾仁	80	
	白菜豆腐煲	大白菜	80	
		豆腐	50	

表4-9　低碳水高蛋白减重食谱（第二天）

餐次	菜肴名称	配料	用量（g）	油用量（g）
早餐	菠菜鸡蛋饼	鸡蛋	70	橄榄油：3
		全麦面粉	20	
		小麦胚芽粉	20	
		菠菜	80	
	低脂奶	低脂奶粉	20	
早加餐	樱桃	樱桃	60	
午餐	二米饭	大米	20	胡麻油：5
		小米	20	
	青椒炒虾仁	虾仁	80	
		青椒	80	
	凉拌菠菜金针菇	菠菜	100	
		金针菇	80	
午加餐	酸奶	不加糖酸奶	100	
晚餐	绿豆饭	绿豆	20	豆油：5
		大米	20	
	芹菜炒香干	芹菜	120	
		香干	80	
	鸭血粉丝汤	鸭血	40	
		粉丝	10	
		香菜	20	

表4-10　低碳水高蛋白减重食谱（第三天）

餐次	菜肴名称	配料	用量（g）	油用量（g）
早餐	番茄意面	番茄	150	橄榄油：5
		意大利面	40	
	鸡蛋	鸡蛋	45	
	豆浆	黄豆	20	
		燕麦片	5	
		枣（干）	8	
早加餐	番茄	樱桃番茄（圣女果）	100	
午餐	绿豆饭	绿豆	20	豆油：5
		大米	20	
	卤鸡腿	鸡腿	70	
	豆芽炒干张	绿豆芽	120	
		千张(豆腐皮)	20	
		胡萝卜	20	
		木耳（水发）	20	
午加餐	低脂奶	低脂奶粉	20	
晚餐	藜麦饭	藜麦	20	橄榄油：5
		大米	30	
	煎三文鱼	三文鱼	70	
	芦笋炒蘑菇	芦笋	120	
		口蘑	20	

表4-11　低碳水高蛋白减重食谱（第四天）

餐次	菜肴名称	配料	用量（g）	油用量（g）
早餐	鲜虾玉米燕麦粥	虾仁	30	橄榄油：3
		鲜玉米	40	
		燕麦片	20	
		小白菜	60	
	牛奶	纯牛奶	200	
早加餐	枇杷	枇杷	100	
午餐	藜麦饭	藜麦	20	豆油：5
		大米	30	
	番茄炖牛腩	番茄	150	
		牛腩	70	
	青菜炒香菇	小青菜	120	
		香菇	50	
午加餐	牛奶	纯牛奶	200	
晚餐	糙米饭	糙米	20	豆油：5
		大米	30	
	虫草菇蒸鸡腿	鸡腿	70	
		虫草菇	20	
	清炒生菜	生菜	150	

第4个月时，营养师特意未给李平制订任何食谱，让她根据之前的经验"自由发挥"。换句话说，吃什么、怎么吃都由李平自己决定，但要拍照发给营养师，营养师给予"事后点评"，尤其是针对"外出聚会""家庭聚餐"等不同场景中存在的一些饮食问题。经过强化指导，李平基本能做到在任何场景下都能选择适合自己管理体重的食物。

6个月减重服务结束时，李平累计减重30kg，脂肪肝和空腹血糖略高的问题也消失了。她对科学减重方式带来的"神奇"效果感到惊讶，并决定系统地学习营养课程。因为掌握了减重饮食的精髓，一年后营养师随访时她的体重不但没有反弹，还又减了8kg。她的爱人也减到了85kg（最初体重是110kg）。

🕐 减重小结

如果不与用户的具体情况和需求相结合，那么任何减重方法都是生硬的。在本案例中，减重方案就是在适度低碳水饮食法的基础上，根据用户的生活状况量身定制的，并且有多次调整，但又万变不离其宗。

减重食谱固然重要，但通过陪伴、监督、指导来强化减重习惯的养成，会获得更加意想不到的效果。李平在减重初期，营养师就很重视饮食习惯的干预，尤其是避免食物选择失控的习惯，这对后期体重管理有很大帮助，也是她减重后没有反弹还能持续减重的关键。

让减重者明白选择什么样的食物可以减重，并把食物选择的决策权交给他，强化责任感，不但会获得更好的减重效果，还可以降低反弹风险。本案例在减重服务后期，营养师不再提供减重食谱，由李平自行决定吃什么，让她本人负担起行为改变的责任，成为第一责任人。结果表明，她对适度低碳水饮食方法的理解和掌握是很到位的。

成功的减重往往需要系统性的改变，包括食谱或食物选择、意识和责任感、知识和落实、具体问题具体分析等。系统性改变也是避免"复胖"和"反弹"的根本方法。李平之前减三次又反弹三次，但这次适度低碳水饮食减重很成功，一年多没有反弹，正是因为她在营养师指导下，生活方式发生了系统性改变。从某种程度上讲，促进生活方式系统性改变也是营养学的最大魅力之一。李平后来深入学习营养知识，并将所学内容应用到自己和家人的生活中，帮助家人们走向健康。

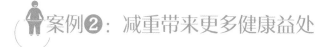

案例❷：减重带来更多健康益处

📋 基本情况

　　胡英，女，53岁，身高163cm，体重72kg，体重指数（BMI）27.1，属于超重。患有高血糖、脂肪肝、高甘油三酯血症，伴有贫血症状，脑卒中发作一次。

　　减重效果：营养师进行适度低碳水饮食减重指导6个月，胡英减重12.5kg，血糖、血脂明显改善，贫血症状基本消失，脂肪肝消失。

🏋 减重经过

　　胡英原来饮食偏素，主食吃得较多，很少吃鱼虾肉类。2年前到儿子家居住帮儿子儿媳带孩子，经常饮食不规律，每天做好早餐待儿子儿媳上班后，喂完小孙女，自己才能吃上一口饭。午餐时间也不怎么固定，见缝插针，在孩子睡觉时吃一些，主要是米饭、馒头、粥、饼等方便吃的食物。晚餐儿子儿媳下班回来做，相对丰盛，肉菜饭齐全。

　　胡英患有高血糖、脂肪肝、高甘油三酯血症，还伴有贫血症状（头晕、疲乏和面色苍白）。几个月前，胡英因短暂性脑缺血发作住院一周，让全家人紧张起来。出院时医生提醒胡英，要管理体重和健康饮食，以避免类似情况再次发生。胡英不理解为何自己饮食一直偏素，感觉吃得也不多，但体重偏胖，还有一身的慢性病。胡英儿媳妇有较好的健康素养，她自己没时间照料婆婆，婆婆也不听她劝，她就找到营养师帮助胡英减重，为此她还专门请了一位帮忙做饭和料理家务的保姆，以便胡英在带孩子不方便做饭时也能够吃得均衡合理。

前有身体预警，后有家人重视，胡英自己也很配合。营养师给胡英制订了6个月减重方案。按照营养师的指导，胡英每天晚上做饭时就把自己第二天的早餐准备好，午餐由保姆按照营养师的适度低碳水减重食谱做，晚餐胡英自己按照食谱做。因为胡英不善用手机，无法每天反馈饮食状况，所以营养师约定每周进行2～3次详细的电话指导，包括日常食物的选择、食谱等，同时与胡英家人沟通，购买一些储备食物。胡英周一至周五的午餐食谱见表4-12～表4-16，营养师提供的推荐食材清单见表4-17。

表4-12　适度低碳水减重午餐食谱（星期一）

菜肴名称	配料	用量（g）	油盐用量（g）
芸豆米饭	大米	50	橄榄油：10 碘盐：2
	芸豆	20	
卤鸡腿	鸡腿	70	
西蓝花炒胡萝卜	西蓝花	80	
	胡萝卜	20	
番茄炒金针菇	金针菇	80	
	番茄	120	

表4-13　适度低碳水减重午餐食谱（星期二）

菜肴名称	配料	用量（g）	油盐用量（g）
黑米糙米饭	黑米	35	亚麻籽油：10 碘盐：2
	糙米	35	
三文鱼炒菜花	三文鱼	60	
	菜花	100	
	油菜	80	
	胡萝卜	20	
	干木耳	5	

表4-14 适度低碳水减重午餐食谱（星期三）

菜肴名称	配料	用量（g）	油盐用量（g）
玉米糁饭	玉米糁	20	菜籽油：10 碘盐：2
	大米	40	
豇豆炒牛柳	牛柳	70	
	豇豆	60	
	胡萝卜	40	
炒油菜	油菜	100	

表4-15 适度低碳水减重午餐食谱（星期四）

菜肴名称	配料	用量（g）	油盐用量（g）
红豆米饭	红豆	20	橄榄油：10 碘盐：2
	大米	40	
番茄牛肉煲	瘦牛肉卷	80	
	娃娃菜	100	
	金针菇	50	
	番茄	120	

表4-16 适度低碳水减重午餐食谱（星期五）

菜肴名称	配料	用量（g）	油盐用量（g）
红豆米饭	大米	50	
	红豆	20	橄榄油：10
番茄龙利鱼	龙利鱼	80	碘盐：2
	番茄	40	
油菜炒香菇	油菜	150	
	香菇	50	

表4-17 营养师推荐的食材清单

主食	蛋白质食物	蔬菜	补充食材
红豆/红芸豆/绿豆	鸡蛋	彩椒	魔芋（魔芋丝/魔芋豆腐）
鹰嘴豆、扁豆	鸡胸肉	韭菜	秋葵
燕麦米	瘦肉（猪、牛、羊）	芹菜	香菇/木耳
藜麦米	三文鱼	茼蒿	海带/裙带菜
荞麦面条	刀鱼	蒜薹	脱脂牛奶
意大利面	黄花鱼	苋菜	不加糖酸奶
莜麦面	虾仁	红薯叶	柚子/草莓/杏子
玉米面/鲜玉米	龙利鱼	菠菜	开心果/扁桃仁
全麦面包	北豆腐	西蓝花	亚麻籽油
	干豆腐/豆腐干	紫甘蓝	维生素D
		娃娃菜	复合维生素矿物质补充剂

减重方案进行到一个月时，胡英减重3kg，感觉身体状态变得好了，腰围变小，带孩子出去玩耍时邻居都说她气色越来越好了。用她自己的话说，万万想不到自己吃得并不比原来少，但是能减重。这些改变让胡英和家人改善饮食的积极性更高了，饮食习惯发生了很大改变。

以前胡英做晚餐特别照顾儿子口味，主食都是白米饭。现在按照营养师的建议家里人跟着她吃杂粮米饭。她自己也开始每餐都特意吃一些鱼虾、蛋类和肉类等蛋白质食物，同时搭配很多蔬菜。6个月减重方案结束时，胡英累计减重12.5kg。儿子带她体检后，结果显示甘油三酯指标正常了，脂肪肝也没有了，血糖控制得很稳定，头晕、疲乏、面色苍白等贫血症状基本消失了。胡英儿子跟营养师反馈说，他之前很反感吃杂粮米饭，但这6个月陪妈妈一起吃觉得也挺好吃的，现在完全吃习惯了。最让他高兴的是，这6个月他也减重5kg，体重从83kg减至78kg，还说这都是妈妈的功劳。

一年后营养师随访时，胡英的小孙女已经上幼儿园了，不需要胡英贴身照料，她只需要每日做好三餐就行了。她说自从减重成功、身体变好之后，自己主掌家里饮食大权更加有底气、有自信，儿子儿媳都很信任她、尊重她。

🔅 减重小结

　　年轻人减重大多是为了身材更好，中年人和老年人减重基本是为了改善健康、治疗慢性病。对于肥胖合并代谢综合征的患者，减重能让其高血糖、高血压、高血脂症、脂肪肝等代谢性疾病得到有效治疗。减重可以让与肥胖有关的疾病得到缓解。胡英由于身体预警，在儿媳的帮助下，激发了减重的急切需求，很好地执行了适度低碳水减重方案，并获得了很好的效果。

　　减重另一方面的好处是缓解身心焦虑和抑郁，增强自信，让人能够积极地面对肥胖所带来的压力，并有益于改善家庭关系。胡英就是如此，减重后不但身体健康有了极大改善，而且更能融入儿子儿媳的家庭，精神状态全面改善。

　　很多时候，肥胖有明显的家庭聚集现象，即家里肥胖成员不只一个，在减重时，肯定会影响全家人对食物的选择，进而改变全家人的饮食习惯，对全家人的身体健康具有益处。我们营养师指导减重时，都会充分考虑家庭成员的影响，想办法促成其他家庭成员一同改变。而适度低碳水饮食简便易行，相对更容易在家庭场景中落实、执行，让所有家庭成员受益。

案例❸：家人的陪伴和支持让减重更容易成功

📋 基本情况

高松，男，43岁，身高175cm，体重101kg，体重指数（BMI）为33.0，严重肥胖，患有脂肪肝、高尿酸血症和糖尿病前期。

减重效果：参加21天"减重体验营"，减重4.5kg。

⚖ 减重经过

高松从事 IT 行业，平时工作比较繁忙。早餐在家吃，午餐和晚餐都在公司食堂吃，晚上如果加班会点外卖吃，偶尔晚餐会到妈妈家吃。虽然高松知道自己肥胖与日常饮食有很大关系，但苦于工作状态如此，不知道做什么能改变现状。最初与我们营养师取得联系的是高松的爱人，想寻求一些科学的减重方法，她对高松的体检状况十分担忧，不仅很胖，还有脂肪肝、高尿酸血症和糖尿病前期，另外高松的父母、兄弟姐妹都存在肥胖相关的慢性疾病。

　　高松的爱人说她可以每天早上准备好饭菜让高松带到公司去当午餐，晚餐她可以送到公司，或者让高松尽量回妈妈家吃晚餐（妈妈家离公司不远）。但她不知道怎么搭配饮食才能减重，所以营养师邀请她参加了为期21天的减重体验营，体验营提供21天示范减重食谱，并围绕适度低碳水饮食给大家一些具体的指导。于是，高太太每天早中晚三餐按照减重营示范减重食谱（见表4-18～表4-24）给高松做饭，让他带去公司，拍照打卡。高松也很配合，每天中午都吃"爱心便当"，晚餐尽量回妈妈家吃。

表4-18　减重体验营示范减重食谱（星期一）

餐次	菜肴名称	配料	用量（g）	油盐用量（g）
早餐	燕麦脱脂奶	燕麦片	50	亚麻籽油：3 加碘盐：1
		脱脂牛奶	100	
	水煎蛋	鸡蛋	40	
	菠菜拌魔芋	菠菜	100	
		魔芋丝	100	
加餐	草莓	草莓	100	

餐次	菜肴名称	配料	用量（g）	油盐用量（g）
午餐	红豆饭	红小豆	10	花生油：5 加碘盐：2
		大米	35	
	鸡肉玉米蒸虾	鸡胸肉	40	
		海虾	20	
		胡萝卜	20	
		鲜玉米	10	
		鸡蛋	10	
	什锦水煮菜	西蓝花	80	
		香菇	20	
		生菜	60	
		水发木耳	20	
加餐	猕猴桃	猕猴桃	100	
晚餐	玉米面饼子	玉米面	50	橄榄油：7 加碘盐：2
	酸汤肥牛	番茄	50	
		金针菇	20	
		油菜	50	
		肥牛	60	
	炒茼蒿	茼蒿	80	
加餐	酸奶	不加糖酸奶	120	

表4-19　减重体验营示范减重食谱（星期二）

餐次	菜肴名称	配料	用量（g）	油盐用量（g）
早餐	煮玉米	鲜玉米	150	橄榄油：4 加碘盐：1
	西芹炒虾仁	西芹	50	
		胡萝卜	20	
		虾仁	50	
	雪梨	雪梨	100	
加餐	牛奶	脱脂牛奶	150	
午餐	黄金二米饭	大米	30	山茶油：6 加碘盐：2
		小米	20	
	家焖鲅鱼	鲅鱼	80	
	三色炒乌塌菜	乌塌菜	150	
		白玉菇	20	
		胡萝卜	30	
加餐	蓝莓	蓝莓	100	
晚餐	黑椒炒意面	通心面	50	玉米油：5 加碘盐：2
		洋葱	20	
		彩椒	10	
	香菇豆皮番茄汤	香菇	20	
		番茄	80	
		豆腐皮	40	
	白灼西蓝花	西蓝花	100	
加餐	牛奶	脱脂牛奶	100	

表4-20　减重体验营示范减重食谱（星期三）

餐次	菜肴名称	配料	用量（g）	油盐用量（g）
早餐	奶香鸡蛋燕麦饼	燕麦片	50	亚麻籽油：3 加碘盐：1
		鸡蛋	60	
		脱脂牛奶	100	
	炝拌圆白菜	圆白菜	40	
		胡萝卜	10	
		水发木耳	10	
	樱桃	樱桃	100	
加餐	小番茄	小番茄	70	
午餐	绿豆饭	大米	30	山茶油：7 加碘盐：5
		绿豆	20	
	青椒炒鸡心	鸡心	70	
		青椒	20	
	香菇炒油菜	油菜	100	
		香菇	20	
加餐	苹果	苹果	100	
晚餐	玉米面饼	玉米面	50	橄榄油：3 加碘盐：2
	娃娃菜煮大虾	娃娃菜	70	
		魔芋丝	100	
		海虾	70	
	麻酱拌油麦菜	油麦菜	70	
		洋葱	20	
		胡萝卜	10	
		芝麻酱	5	
加餐	牛奶	脱脂牛奶	130	

表4-21　减重体验营示范减重食谱（星期四）

餐次	菜肴名称	配料	用量（g）	油盐用量（g）
早餐	鸡蛋三明治	全麦面包	60	花生油：5 加碘盐：2
		生菜	10	
		番茄	30	
		鸡蛋	50	
	茼蒿拌鸡胸肉	茼蒿	50	
		鸡胸肉	30	
	牛奶	脱脂牛奶	100	
加餐	圣女果	圣女果	80	
午餐	番茄牛肉 炒意面	通心面	55	玉米油：6 加碘盐：2
		牛里脊	70	
		番茄	50	
		洋葱	30	
	炒菜心	菜心	120	
加餐	桃	桃	100	
晚餐	煮玉米	鲜玉米	150	橄榄油：5 加碘盐：2
	鲜虾海带 豆腐汤	海虾	30	
		豆腐	50	
		海带	20	
		魔芋丝	100	
		油菜	20	
	蒸芦笋	芦笋	100	
加餐	牛奶	脱脂牛奶	100	

表4-22　减重体验营示范减重食谱（星期五）

餐次	菜肴名称	配料	用量（g）	油盐用量（g）
早餐	小米山药粥	小米	30	亚麻籽油：3 加碘盐：1
		铁棍山药	20	
	蒸山药	铁棍山药	50	
	蒸蛋羹	鸡蛋	40	
	西蓝花拌木耳	西蓝花	60	
		水发木耳	10	
加餐	樱桃	樱桃	100	
	酸奶	不加糖酸奶	120	
午餐	黄金二米饭	大米	30	玉米油：7 加碘盐：2
		玉米糁	20	
	三色炒西芹	西芹	120	
		胡萝卜	20	
		彩椒	20	
	香煎鸡胸肉	鸡胸肉	80	
加餐	橙子	橙子	100	
晚餐	玉米面饼子	玉米面	50	橄榄油：5 加碘盐：2
	油菜炒虾仁	虾仁	60	
		油菜	100	
	菠菜蛋花汤	菠菜	70	
		鸡蛋	30	
加餐	圣女果	圣女果	100	
	牛奶	脱脂牛奶	100	

表4-23　减重体验营示范减重食谱（星期六）

餐次	菜肴名称	配料	用量（g）	油盐用量（g）
早餐	鸡蛋蔬菜饼	全麦面粉	30	橄榄油：5 加碘盐：1
		鸡蛋	50	
		菠菜	20	
		胡萝卜	20	
	小米粥	小米	20	
	芦笋炒白玉菇	芦笋	60	
		白玉菇	10	
加餐	桃	桃	100	
午餐	绿豆饭	大米	30	豆油：6 加碘盐：2
		绿豆	20	
	金针菇番茄鸡胸肉汤	番茄	50	
		金针菇	50	
		鸡胸肉	60	
	白灼菜心	菜心	100	
加餐	草莓奶昔	草莓	100	
		不加糖酸奶	100	
晚餐	燕麦粥	大米	20	山茶油：4 加碘盐：2
		燕麦片	10	
	紫薯	紫薯	50	
	三文鱼烧豆腐	三文鱼	60	
		豆腐	40	
	炒油麦菜	油麦菜	150	
加餐	圣女果	圣女果	100	
	牛奶	脱脂牛奶	100	

表4-24　减重体验营示范减重食谱（星期日）

餐次	菜肴名称	配料	用量（g）	油盐用量（g）
早餐	鸡蛋三明治	全麦面包	70	橄榄油：3 加碘盐：1
		鸡蛋	50	
		生菜	10	
		黄瓜	40	
		番茄	50	
	牛奶	脱脂牛奶	150	
加餐	苹果	苹果	100	
午餐	燕麦饭	大米	30	玉米油：7 加碘盐：2
		燕麦	25	
	杏鲍菇炒牛肉	杏鲍菇	100	
		牛肉	70	
		彩椒	30	
	荷兰豆彩椒炒木耳	荷兰豆	70	
		彩椒	30	
		水发木耳	20	
加餐	橙子	橙子	100	
晚餐	杂豆稠粥	大米	30	玉米油：5 加碘盐：2
		绿豆	20	
	清蒸龙利鱼	龙利鱼	80	
	魔芋蒸娃娃菜	娃娃菜	200	
		魔芋丝	100	
		海米	3	
		干香菇	2	
加餐	牛奶	脱脂牛奶	100	

减重过程中有一个问题困扰夫妻俩，高松妈妈没有体重管理意识，什么好吃就做什么。因儿子儿媳回家吃饭，晚餐还特意准备肉馅饺子、红烧肉、焖肉等。一开始高太太没好意思开口拒绝婆婆的一片心意，但为了减重效果与公婆沟通了一下晚餐问题，经过一番努力老人终于意识到问题的严重性，在准备晚餐时会主动问他们要吃什么，不会再做大鱼大肉了。

在全家人的共同努力下，高松在21天里减重4.5kg。他对营养师说，他自己、他老婆和他妈妈每个人都有1.5kg的功劳。

🕐 减重小结

都说在外就餐容易让人发胖，但在家就餐也不一定就能让人瘦下来。很多家庭并没有体重管理的意识，晚餐过于丰盛，进食量较大的现象比比皆是。在这种情况下，如果家庭中只有一个人"立志"减重，其他人不予配合，该怎么吃还怎么吃，那么减重是很难成功的。高松自己减重的意愿不强烈，主要靠爱人督促和支持，以及妈妈改变晚餐习惯来配合。他自己很难做到"你们吃你们的，我吃我的（减重餐）"，需要爱人或妈妈为他准备好可以减重的餐食。

无论如何，配偶、父母等家庭成员的参与和支持在减重中扮演重要角色，应该跟减重者一起接受营养师的咨询指导。高松的爱人努力学习减重食谱，在21天减重体验营结束后负责给高松科学减重。

案例❹：辩证对待减重速度

📋 基本情况

刘莉，女，28岁，身高168cm，体重72kg，体重指数（BMI）25.5，属于超重。无减重史，无其他疾病史。

减重效果：2个月减重8.5kg。12个月后随访时，体重62kg，BMI 22.0，正常范围。

减重经过

因为3个月之后要举办婚礼，刘莉要减重的心情很急迫，她想快一点减重，最好能在2个月内减重5～7.5kg，且不要影响到个人的工作状态、皮肤状态等。

营养师通过膳食调查了解到，刘莉早餐很固定，基本都是牛奶、面包、鸡蛋或者肯德基等快餐；工作日午餐在单位食堂吃固定套餐，主食是白米饭或者馒头，菜肴一般都比较油腻；晚上和朋友在外就餐或去爸妈家吃饭。周末饮食不固定，聚餐较多。根据她的情况，营养师为她制订了个性化减重方案，周一到周五的早餐和晚餐按照适度低碳水减重食谱（见表

4-25～表4-29）吃，午餐用"代餐饼干"来解决。周末两天进行轻断食。

表4-25　适度低碳水减重食谱（星期一）

早餐	菜肴名称	配料	用量（g）
	全麦馒头	全麦面粉	60
	煮鸡蛋	鸡蛋	50
	茼蒿炒胡萝卜	茼蒿	100
		胡萝卜	20
		香油	5
	牛奶	脱脂牛奶	250
午餐	菜肴名称	配料	用量（g）
	代餐	代餐饼干	50（2包）
		混合蔬菜	200
	橘子	橘子	150
晚餐	菜肴名称	配料	用量（g）
	糙米饭	大米	25
		糙米	25
	煎三文鱼	三文鱼	50
		豆油	3
	白灼西生菜	西生菜	200
		橄榄油	3
	黄瓜拌豆腐干	黄瓜	100
		豆腐干	30
		香油	2

表4-26 适度低碳水减重食谱(星期二)

早餐	菜肴名称	配料	用量(g)
	全麦馒头	全麦面粉	50
	炒鸡蛋	鸡蛋	50
	西生菜苦苣沙拉	西生菜	50
		苦苣	50
		圣女果	50
		橄榄油	3
	牛奶	脱脂牛奶	250
午餐	菜肴名称	配料	用量(g)
	代餐	代餐饼干	50(2包)
		混合时蔬	200
	橙子	橙子	150
晚餐	菜肴名称	配料	用量(g)
	红豆米饭	红小豆	25
		大米	25
	茄汁炖牛肉	牛肉(瘦)	50
		番茄	50
		油	3
	彩椒杏鲍菇	彩椒	80
		杏鲍菇	100
		油	3
	圣女果	圣女果	100

表4-27　适度低碳水减重食谱（星期三）

早餐	菜肴名称	配料	用量（g）
	蒸鲜玉米	鲜玉米	130
	煮鸡蛋	鸡蛋	50
	魔芋丝拌菠菜木耳	菠菜	150
		魔芋丝	50
		水发木耳	20
		香油或橄榄油	6
	牛奶	脱脂牛奶	250
午餐	**菜肴名称**	**配料**	**用量（g）**
	代餐	代餐饼干	50（2包）
		黄瓜	150
	酸奶	不加糖酸奶	150
晚餐	**菜肴名称**	**配料**	**用量（g）**
	燕麦米饭	燕麦	25
		大米	25
	菠菜猪肝汤	菠菜	100
		猪肝	50
		香油或橄榄油	1
	炒杂菜	油菜	100
		杏鲍菇	50
		彩椒	50
		水发木耳	20
		油	3
	橙子	橙子	150

表4-28　适度低碳水减重食谱（星期四）

早餐	菜肴名称	配料	用量（g）
	绿豆稠粥	绿豆	20
		大米	20
	香葱炒蛋	鸡蛋	50
		小葱	20
		油	4
	蚝油秋葵	秋葵	100
		油	4
	牛奶	脱脂牛奶	250
午餐	**菜肴名称**	**配料**	**用量（g）**
	代餐	代餐饼干	50（2包）
		圣女果	200
	牛奶	脱脂牛奶	200
晚餐	**菜肴名称**	**配料**	**用量（g）**
	全麦馒头	全麦面粉	50
	三文鱼炖豆腐	三文鱼	50
		豆腐	50
		油	3
	炒芸豆丝	芸豆	150
		油	3
	草莓柿子	草莓柿子	150

表4-29　适度低碳水减重食谱（星期五）

早餐	菜肴名称	配料	用量（g）
	南瓜小米粥	南瓜	50
		小米	30
	番茄炒鸡蛋	番茄	100
		鸡蛋	50
		油	4
	凉拌蔬菜沙拉	西生菜	40
		金针菇	40
		紫甘蓝	30
		橄榄油	3
	牛奶	脱脂牛奶	250
午餐	菜肴名称	配料	用量（g）
	代餐	代餐饼干	50（2包）
		混合时蔬	200
	酸奶	不加糖酸奶	150
晚餐	菜肴名称	配料	用量（g）
	二米饭	大米	25
		小米	25
	煎带鱼	带鱼	50
		油	2
	小白菜炖豆腐	豆腐	30
		小白菜	150
		油	2
	酱牛肉 + 苹果	牛肉（腱子肉）	30
		苹果	100

减重饮食开始后，刘莉每天早上起来都要称量体重，很享受体重下降带来的欢喜，自称"每称一次体重，就增加一分欢喜"。到第十天时，她已减重2.5kg，并且如她所愿，精力体力一点儿未受到影响。刘莉觉得这种减重方案很适合她，认为如此进行1个月肯定能实现自己的减重目标。

但事与愿违，来到第二个10天，营养师调整了刘莉的减重方案，中午不吃代餐饼干了，改成按指导吃食堂，即主食用饼干来替代，菜肴等副食吃食堂的。这10天刘莉体重仅下降1.5kg，让她一下子丧失了信心。她担心按照这个速度减重会越来越慢，很难达到预期减重目标。营养师和她一起分析了饮食模式变化，以及被忽略的一些饮食细节，比如吃火锅时调了很多芝麻酱，午餐主食除了代餐有时还吃面包等。这些都是要注意的，但最重要的是要辩证地对待减重速度，控制体重是持久战，不能只看短期效果。一个好的减重方案不应该只看短期内减多少，要看减重方式的可持续性。

在营养师的指导下，刘莉第一个月3个10天分别减重2.5kg、1.5kg和1kg，第二个月3个10天分别减重1kg、1.5kg和1kg。两个月减重结束时，她共计减重8.5kg。刘莉对减重效果很满意，并决定会持续坚持减重。12个月后营养师随访时，刘莉正在备孕，体重62kg，BMI 22.0，是非常理想的。

⊡ 减重小结

保持合适的减重速度是减重成功的关键。减重初期要有相对较快的减重速度，让减重者体验"小成功"，这样会大大增强减重的信心，克服减重过程中的困难。但减重不能一直这样快，更不是越快越好。减重速度太快，尤其是体重指数并不是很大时，减重太快必然意味着水分和肌肉流失较多，这样容易反弹，得不偿失。刘莉减重第一个10天减掉2.5kg，速度相对较快，后来的减重速度相对较慢，10天减1~1.5kg，这个减重速度很适合她，毕竟她的体重指数并不是很大（BMI为25.5）。

要辩证地对待减重速度，不能急于一时，要重视健康饮食习惯的养成，避免忍饥挨饿，减重长远来看"慢就是快"。不过，减重速度也不能太慢，否则会打击减重者信心，让减重坚持不下去。最好的减重速度是不快也不慢，有相对稳定的节奏，刘莉的减重过程就是如此，她以后对孕期增重的管理亦应如此。

总的来说，减重早期快一点，中后期速度慢一点，是较理想的减重方案，且不容易反弹。

案例❺：简单易行的减重方法更容易执行和见效

📋 基本情况

高丽芳，女，36岁，身高168cm，体重80kg，体重指数（BMI）为28.3，肥胖，无其他疾病。

减重效果：先后3次减重，第一次减重失败，第二次减重小有进步，而第三次减重不仅在1个月内减了3kg，还带动家人成功减重。

减重经过

高丽芳之前曾进行过两次减重，但都因难以执行减重方案而中途放弃。第一次是参加为期30天的减重营，她在减重营进行到第20天时因无法完成打卡任务，主动退出了，放弃了减重计划。第二次高丽芳找营养师进行为期一个月的一对一减重服务，减了3kg体重，效果不错，但减重服务结束后因无法继续执行减重食谱，恢复饮食后，又反弹至初始体重。

高丽芳的第三次减重之旅，原本并非为了减重而来，而是经朋友推荐来学习我们的"四格配餐法"课程。其中一课是给减重人群提供四格分餐盘（见图2-4）、推荐食材清单（见表2-1）和适度低碳水减重食谱（见表3-1～表3-7），让大家学会按照适度低碳水饮食原则搭配减重餐。高丽芳觉得这个方法很简单，一学就会，又非常灵活，既不受场合限制，又不需要像之前那样照着食谱挨个准备食物，甚至不用称量食物，只需要每餐吃饭落实"四格配餐"就行了。

高丽芳很快便把这个四格配餐法应用到家庭餐桌上，一家三口都吃四格减重餐，没想到减重效果非常好，吃了1个月她自己减了3kg。因为没有对谁提出额外的饮食要求，老公孩子都是各取所需，家人都很满意。后来，她还在自己的大家庭中推广她学到的四格减重餐，建议兄弟姐妹们也试试，因为方法实在太简单了，人人都能做得到。她妹妹、姐姐和嫂子等人先后参加四格配餐法课程学习，并成功减重。

📅 减重小结

减重方案可繁可简，适用于不同的人群。但总体上，简单易行的减重方法更容易执行，减重效果也更好。根据适度低碳水饮食原则设计的四格减重餐就是一种简单易行的减重饮食，而且非常灵活，能与使用者自己的日常生活结合到一起。高丽芳学习并掌握了四格减重餐，不但自己减重了，还让家人一起受益。

高丽芳三次减重前两次效果都不好，最后一次才成功，她通过听课学习掌握了有效的方法。减重其实没有一蹴而就的方法，总得下一番功夫才能成功。

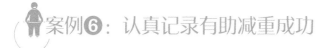

案例❻：认真记录有助减重成功

📋 基本情况

　　苏小，女，33岁，身高163cm，体重75kg，体重指数（BMI）28.2，肥胖，糖尿病前期。

　　减重效果：记录"备孕日记"3个月，减重10kg，血糖恢复正常了。

⏱ 减重经过

　　苏小备孕二胎体检时发现血糖不正常，属于糖尿病前期，加上她在一胎时有妊娠糖尿病史，所以医生建议她先减重至适宜水平，控制血糖之后再怀孕。苏小大女儿4岁，她平日里接送孩子、打理家务，一日三餐都在家里吃。营养师根据她的家庭饮食习惯为她制订了1个月的适度低碳水饮食计划，下文展示3日的食谱示例（见表4-30~表4-32），同时还跟苏小一起制订了一本"备孕日记"（见表4-33），要求她每天记录饮食、体重、血糖变化等。

表4-30　备孕体重管理适度低碳水食谱（第一天）

餐次	菜肴名称	配料	用量（g）	油盐用量（g）
早餐	全麦面包	全麦面粉	60	亚麻籽油：7 加碘盐：1
	蒜蓉炒西蓝花	西蓝花	100	
	煮鸡蛋	鸡蛋	50	
	牛奶	纯牛奶	150	
加餐	樱桃	樱桃	100	
午餐	糙米饭	糙米	30	花生油：10 加碘盐：2
		大米	30	
	蒜香煎鸡腿肉	鸡腿肉	60	
	韭菜炒豆芽	绿豆芽	30	
		红尖椒	10	
		韭菜	60	
	彩椒炒荷兰豆	彩椒	40	
		荷兰豆	60	
加餐	酸奶	不加糖酸奶	150	
晚餐	糙米饭	大米	30	橄榄油：8 加碘盐：2
		糙米	30	
	芹菜炒香干	芹菜	100	
		香干	30	
	香煎三文鱼	三文鱼	60	
	番茄炒菜花	番茄	50	
		菜花	50	
加餐	坚果	混合坚果	10	

表4-31　备孕体重管理适度低碳水食谱（第二天）

餐次	菜肴名称	配料	用量（g）	油盐用量（g）
早餐	杂粮馒头	黑麦粉	30	橄榄油：7 加碘盐：1
		小麦面粉	30	
	番茄炒白玉菇	番茄	60	
		白玉菇	40	
	牛奶	纯牛奶	150	
	蒸蛋羹	鸡蛋	60	
加餐	桃	桃	100	
午餐	红豆饭	大米	30	豆油：10 加碘盐：2
		红豆	30	
	柠檬手撕鸡腿	鸡腿	60	
		洋葱	40	
		柠檬	20	
		香菜	10	
	木耳炒娃娃菜	木耳	20	
		娃娃菜	80	
		胡萝卜	10	
	蚝油西蓝花	西蓝花	100	
加餐	酸奶	不加糖酸奶	150	
晚餐	燕麦饭	大米	30	山茶籽油：8 加碘盐：2
		燕麦	30	
	香煎巴沙鱼	巴沙鱼	60	
	豆豉鲮鱼炒油麦菜	油麦菜	100	
		豆豉鲮鱼罐头	20	
	彩椒炒荷兰豆	荷兰豆	60	
		彩椒	40	
加餐	坚果	混合坚果	15	

表4-32　备孕体重管理适度低碳水食谱（第三天）

餐次	菜肴名称	配料	用量（g）	油盐用量（g）
早餐	全麦面包	全麦面粉	30	亚麻籽油：7 加碘盐：1
		小麦面粉	30	
	拌紫甘蓝	紫甘蓝	90	
		香菜	10	
		黑芝麻	5	
	卤鸡蛋	鸡蛋	50	
	牛奶	纯牛奶	150	
加餐	苹果	苹果	100	
午餐	黑米饭	大米	30	山茶籽油：10 加碘盐：2
		黑米	30	
	煎巴沙鱼	巴沙鱼	60	
	芦笋炒口蘑	芦笋	80	
		口蘑	20	
	炒空心菜	空心菜	100	
加餐	牛奶	纯牛奶	150	
晚餐	黑米饭	大米	30	亚麻籽油：8 加碘盐：2
		黑米	30	
	小炒肉	猪瘦肉	60	
		尖椒	50	
	海带丝拌豆腐丝	海带丝	100	
		豆腐丝	30	
	小白菜炒魔芋丝	小白菜	100	
		魔芋丝	100	
加餐	坚果	混合坚果	15	

表4-33 "备孕日记"样本（一日）

日期：		备孕第_____天		体重_____kg	
饮食记录				**血糖记录**	
餐次	类别	食材种类和数量	备注		
早餐	主食			晨起空腹	
	副食				
	蛋白质食物				
	其他				
加餐				早餐后	
午餐	主食				
	副食				
	蛋白质食物				
	其他				
加餐				午餐后	
晚餐	主食				
	副食				
	蛋白质食物				
	其他				
加餐				晚餐后	
睡眠					
运动					
今日小结					

由于每天要写"日记"，记录所吃食物的种类和数量，苏小在吃之前就会认真考虑能吃哪些食物，这就在一定程度上避免了很多不必要的食物摄入。在"备孕日记"中，营养师用特殊颜色帮助苏小圈出那些高热量、高油脂、高糖等不利于体重控制的食物。"备孕日记"上还有血糖值，这就很容易发现哪些食物导致餐后血糖升高，从而避免下次再吃。用苏小自己的话说，这个"备孕日记"像小学生的错题本，很明显的是错题本上越往后被标记的食物越少了。

"备孕日记"让苏小产生了强烈的仪式感，她想将自己备孕和孕期的经历完整记录下来，留给自己和未来的宝宝。除了记录自己的一日三餐、体重和血糖，她还会写一写自己备孕的感受和心情。三个月之后，苏小再次做备孕检查时体重是65kg，减了10kg，血糖也完全正常了。她说"备孕日记"会一直记录下去，怀孕之后继续记录，她十分有信心管理好孕期体重和血糖，健康孕育。

减重小结

饮食记录是一个很好的有助于减重的方法，是自我监测的有效方式。记录可以帮我们认真审视自己的食物选择、行为习惯和思维方式等，进而改掉那些让人发胖的习惯。不论是适度低碳水饮食减重，还是其他的减重方法，一丝不苟的饮食记录都是很有帮助的。苏小成功减重和管理血糖，一半的功劳恐怕要归于"备孕日记"（另一半功劳是适度低碳水饮食的）。通过记录饮食、体重和血糖，她发现哪些食物更适合自己，哪些食物不适合自己，从而作出正确地选择，养成好习惯。她还进一步把写"备孕日记"作为一种仪式来增强自己健康孕育新生命的决心。

现在有很多方式可以记录饮食情况，既可以通过传统的纸笔日记进行，又可以使用专门的饮食记录软件、小程序等，十分方便。

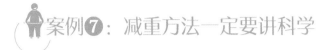

案例❼：减重方法一定要讲科学

📋 基本情况

　　王华，女，33岁，身高160cm，孕前体重60kg。二胎分娩后体重71kg，产后1个月（坐月子）体重75kg。

　　减重效果：减重2个月体重下降5kg。到产后6个月时，恢复到孕前的体重，不多不少正好60kg。

🔧 减重经过

　　王华在孕期注意饮食和运动，整个孕期体重增长比较适宜，自然分娩，胎儿出生体重正常，母乳喂养。但产后居家坐月子体重增长了4kg。主要原因是她坐月子期间由妈妈和婆婆照顾饮食起居，婆婆负责做饭，每餐至少两个红糖水煮鸡蛋、一份炖排骨或者一碗黄豆猪蹄汤、鲫鱼汤等，主食通常是一大碗米饭，蔬菜水果摄入较少，都是直接炖在汤里，或者煮后食用。王华的妈妈负责照料小宝宝及打理家务。由此一来，王华不需要做任何家务活儿，还被要求每天大部分时间待在卧室，更不能走出家门。这样只吃不动1个月，不但体重飙升，还出现了便秘、口腔溃疡等症状。

好不容易熬到出了月子，婆婆和妈妈刚一离开，王华就自行开始减重计划。不过，她的减重饮食有点儿极端，每天除了喝汤和奶之外，只吃少量的食物，主要是番茄、黄瓜、苹果、水煮菜等，每天只有一餐吃少量主食，其他两餐几乎没有主食。她认为孩子已经生完了，不用像孕期那样面面俱到地吃了，更不能像月子里那样大鱼大肉地吃，只要每天摄入足够的汤水保证乳汁分泌就可以了。刚开始几天减重效果非常明显，差不多每两天就能减0.5kg，但坚持七八天之后，王华感觉带孩子力不从心，经常困倦，乳汁分泌量也大不如前，有一次低血糖晕倒的意外让她放弃了减重。

王华有好几个产妇朋友在产后体重恢复得不错，没有一位是通过节食这么极端的方式来减重的。王华意识到自己的减重方法有问题，于是，她通过朋友找到我们营养师指导减重，要求在不影响母乳喂养，不影响身体健康的前提下科学减重。考虑到王华有很强的理解和执行能力，营养师围绕适度低碳水饮食让其着重落实以下原则：

① 保证蛋白质食物的摄入，每天鱼肉蛋奶一样都不能少。每天吃1～2个鸡蛋，直接水煮或者蒸蛋羹，不加糖或油；每餐保证有一小碗肉类，鱼类优先，鸡肉和瘦肉等亦可。

② 奶类每天两杯，合计500~600mL，但要选择低脂奶或者脱脂奶。

③ 每餐都吃较多蔬菜，炒蔬菜或炖蔬菜汤均可，全天蔬菜总摄入量要超过500g。

④ 主食粗细搭配，但以粗杂粮为主，如小米、糙米、燕麦、红豆等。

⑤ 汤类尽量不喝肉汤，而是换成红豆汤、绿豆汤、蔬菜汤等。

⑥ 增加身体活动，包括自己照顾宝宝、收拾屋子、打扫卫生等，还可以做产后瑜伽。

在营养师指导下，两个月后王华体重下降5kg，母乳喂养一点儿未受影响，更没有发生低血糖问题。"奶水足还吃不胖"，这让王华对适度低碳水减重饮食充满信心。随后她自己继续坚持适度低碳水饮食，到产后6个月时，王华完全恢复到孕前的体重，不多不少正好60kg，奶水也很充足，宝宝体重、身高增长都很标准。

⏲ 减重小结

与普通人减重不一样，产后减重需要更科学的方法。减重饮食要兼顾减重目标和产后哺乳所需的营养。适度低碳水饮食不会减少营养，让产妇在控制能量摄入的同时保证营养素摄入充足。有人担心哺乳期减重会影响乳汁分泌，科学合理的减重饮食并不会影响乳汁分泌，只有极端不均衡的节食减重、营养素缺乏才会影响乳汁的质量和产量。

对于哺乳期女性、老年人、儿童等特殊人群而言，减重时避免不良反应格外重要，如奶水分泌不足、低血糖、便秘、贫血、免疫力下降等，这就需要他们采取科学的减重方法，不能盲目蛮干。适度低碳水饮食是一种相对稳妥的减重方法，适用于广泛人群。

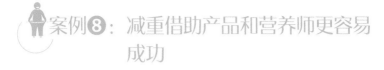

案例⑧：减重借助产品和营养师更容易成功

基本情况

　　李磊岩，男，40岁，身高178，体重96kg，腰围95cm，体重指数（BMI）为30.3，腹型肥胖。有糖尿病家族史。因餐后晕倒入院，入院时检查血糖21.9mmol/L，住院治疗1周。出院时医生建议他调整饮食并减重。

　　减重效果：经过长达1年的饮食和体重管理，体重减轻20kg，腰围减了9cm，BMI为24.0，基本正常。血糖也明显改善了。

减重经过

　　李磊岩说自己是家族遗传性肥胖，有一半以上的家庭成员体重超标。他体重在大学毕业后一直在增长，最胖的时候115kg，感觉弯腰系鞋带都费劲。他本人也知道发胖会带来一些健康问题，曾多次尝试减重，但都以重新发胖而告终。1个月前他因餐后晕倒入院，血糖21.9mmol/L，被诊断为2型糖尿病，注射胰岛素治疗1周。李磊岩意识到减重很有必要，于是四处寻求专业的减重方法，希望能减重兼顾控制血糖。

李磊岩经常出差，在外就餐较多，饮食很不规律。为了让他更方便执行，营养师为他量身定制的减重方案中引入代餐食品（代餐食品开袋即食，无须烹调，刚好符合李磊岩方便执行的需要），以实现低碳水高蛋白饮食。具体减重饮食方案如下：

早餐，代餐饼干2包、脱脂牛奶、鸡蛋、蔬菜；午餐，代餐饼干2包、蛋白质食物、蔬菜；下午加餐，代餐饼干1包；晚餐，代餐饼干1包、蛋白质食物、蔬菜。菜肴烹调要求少油少盐，清淡调味。

同时，营养师要求李磊岩做到以下三点：①按时反馈日常饮食；②定期反馈体重数据；③定期反馈餐后血糖数据。营养师会根据这些反馈数据给予相应的指导。按时反馈对李磊岩来说并不难，饮食情况和数据都能及时反馈，营养师在和他密切沟通中发现不少问题，比如，吃了代餐饼干后还吃了其他主食类食物，总能量摄入不符合要求；用餐时间很不规律，这对血糖影响很坏；睡得晚要额外吃一顿夜宵，对体重和血糖均不利。如果不是营养师密切关注，发现并指出这些影响体重和血糖的行为，李磊岩自己完全没有意识到，以为只要吃代餐就万事大吉了。

在减重方案进行到第三个月时，李磊岩去医院进行了全面体检，结果显示血糖有所改善，体重86kg。他整个人看起来年轻了许多，正值他女儿出生，李磊岩半开玩笑地说，终于不是"油腻腻"地和女儿见面了。

在那之后，营养师调整了他的减重方案，不再食用代餐食品，改为适度低碳水饮食继续减重。虽然减重速度变慢了，但因为李磊岩已经体验了减重的效果，再加上要照顾爱人和孩子的责任感，他尽量纠正不良饮食习惯，按照营养师指导记录饮食日记，坚持适度低碳水饮食。到第六个月时，体重降至83kg。

六个月之后，李磊岩和家人不再进行细致的饮食记录，因为他们已经能够根据适度低碳水饮食原则正确地选择食物，李磊岩的工作岗位也调整了，不再经常出差，早餐和晚餐都基本在家吃，他还承担起给家人做晚餐的任务。真是一人减重，全家受益。在长达一年的减重服务结束时，李磊岩体重76kg，腰围86cm，空腹血糖和餐后血糖均改善了不少。

🔲 减重小结

减重方案说起来容易做起来难，很多时候靠减重者自觉落实减重方案是非常困难的，几乎不能持续。这时营养师等专业人员介入指导是非常必要的。李磊岩在长达一年的时间里持续减重，最终减掉20kg体重，如果没有营养师指导几乎是不可能的。营养师的指导作用主要体现在两个方面：一是为减重者选择适合的减重方法，让他快速进入角色，将减重付诸行动；二是通过专业的服务增强减重者信心，克服畏难心理，不放弃。大部分减重者都会有放弃的念头，营养师的专业服务和减重效果会让他们愿意坚持下来。在李磊岩的减重过程中，营养师一直跟他在饮食安排和健康意愿两个维度上保持密切沟通。除营养师外，代餐饼干在李磊岩减重的早期也发挥了重要作用，这与他当时的生活状态和工作节奏有关。按照他当时的实际情况，执行普通减重食谱基本是不可能的。这时代餐食品可以帮助他控制能量摄入，感受减重效果，树立继续减重的信心。

当然，减重者的内在动力更加重要，毕竟外力只能通过内因起作用。李磊岩一方面发自内心想改变自己糟糕的身体状况，另一方面他即将成为人父，需要承担更重的家庭责任。这是他坚持管理饮食、成功减重和改善血糖的主要原因。

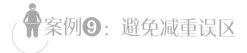
案例❾：避免减重误区

📋**基本情况**

孙若男，女，28岁，身高168cm，体重78kg，体重指数（BMI）为27.6，属于超重，多囊卵巢综合征。

减重效果：1个多月的减重饮食，减了4kg。6个月减重服务结束时，减重18kg，体重60kg，BMI为21.3，正常范围。

📈**减重经过**

若男从小就胖，最早在15岁时就开始减重了，自述使用的减重方法不计其数，极端节食、按摩、针灸、拔罐、打针、吃药等都试过，就差去做吸脂手术了。但总体效果不佳，不是短期见效日后反弹，就是把自己减得有气无力影响生活，十多年的减重经历让她丧失了对减重的信心。

极端节食是年轻人经常采用的减重方法，虽然明知节食不是长久之计，但是若男相信少吃一顿是一顿，少吃一口是一口。若男最长一次节食是连续三天每天吃点黄瓜喝点水，直到有一天从床上起来直接晕倒，从上铺摔了下来，磕破了头，造成了不良后果，从那以后再也不敢节食了。

不极端节食了，但减重不能停，若男还经朋友推荐去按摩减重。按摩之后，感觉身体轻松很多，可是时间一长发现体重也没什么变化，估计当时是因为出汗流失了水分。她还喝过减肥茶，若男说那段时间她真的瘦了，一个月减了6.5kg，但代价是拉肚子一个月。当时她正好是放暑假，早上起来咕咚咕咚喝一大杯减肥茶，然后一上午就在寝室里待着，频繁去卫生间，因为吃的食物也不多，感觉排出来的都是肠道黏液，一停下来不喝减肥茶，有很明显的便秘情况。整个暑假就在拉肚子与便秘之间切换。

经过几番折腾，若男不敢轻易减重了。随着年龄增长，她终于明白自己过于急于求成，太看重短期效果，用了不科学的减重方法。于是，她找到我们营养师，一起分析了各种减重方法的利弊，也搞清楚了自己的问题所在，决定在营养师的指导下用半年时间科学减重，减重方案以适度低碳水饮食为主，一方面控制每天饮食总能量摄入，另一方面降低每天碳水化合物摄入量。

若男的减重指导无固定食谱，因为她没有条件自己做饭，所以都是通过拍照的方式，随餐指导。营养师建议若男使用四格分餐盘，每餐食物按分类装在分餐盘里，盘子的大小是固定的，故食物的数量也相对固定，以便控制总量。若男中午在单位食堂就餐，会提前把一周的午餐食谱发给营养师，营养师帮她勾选每天可以选择的菜肴。偶尔和朋友在外聚餐多吃后，营养师通常会指导她第二天轻断食补救一下。经过一个多月的减重管理，若男瘦了4kg，她自己没有感觉到任何不适，而且生活方式也发生了一些变化。由此，她减重信心大增，对减重方案的执行情况更好了。只有健康的生活方式，才能长期保持健康体重。

6个月的减重服务结束时，若男实现减重18kg的目标，体重60kg，BMI为21.3，完全正常。同时，若男和营养师成了很好的朋友，主动学习了不少营养搭配的知识。

减重小结

有很多人经历过多轮减重、多次失败，有的人能从中吸取教训，认识到自己的问题，并寻求科学的、可持续的减重方法。若男就是其中的一位。她在营养师帮助下搞清楚自己的问题在哪里，减重服务还没正式开始，就已经成功一半了。

科学的减重方法要保证主要营养素摄入基本均衡。吃单一食物或许能减重但肯定会损害身体健康，造成营养不良、贫血、月经失调、免疫力低下等。减重不能太急，不要走极端，要有长期坚持的思想准备。长期来看（比如看几年），只有通过正确的减重方法，重建健康生活方式，才能取得减重的决定性胜利。

案例⑩：减重饮食配合运动提升减重效果

基本情况

张先生，32岁，身高178cm，体重90kg，体重指数（BMI）为28.4，肥胖。

减重效果：3个月适度低碳水饮食加运动，减重6kg。6个月的减重服务结束时减重10kg，以减脂肪为主，肌肉基本没减少。

减重经过

张先生出生在东北，从小家里的饮食理念就是多吃饭多吃肉。亲戚朋友们对张先生使用最多的形容词就是"强壮""瓷实"。由于身边的亲友大多跟自己一样"壮"，张先生并未意识到自己体重超标。后来，一次相亲活动让张先生认识到自己肥胖的问题，并下决心要减重。

张先生工作日的餐食基本是食堂吃工作餐或外卖食物，周末回父母家吃饭。这种情况是无法落实减重食谱的，营养师只好根据适度低碳水饮食原则进行随餐指导。但进行两周减重指导之后发现效果并不明显，张先生只瘦了1kg，双方都不怎么满意。经过一番沟通发现，张先生受制于自己的饮食习惯和好胃口，很难在饮食数量上严格遵从营养师的指导，稍微少吃一点就觉得饿，然后会报复性多吃，且不告诉营养师。

既然"管住嘴"对张先生来说有点难，那么就试试"迈开腿"，增加运动量。好消息是他原本喜欢运动，只是因为工作繁忙又没什么目标，运动习惯未能坚持下去。经营养师建议，张先生决定重拾运动习惯。他在运动方面表现很好，说到做到，下班之后雷打不动运动一小时，有时候户外跑步，有时候去健身房做有氧运动，增加运动并没有让张先生吃更多。每次下班运动之前，营养师会指导他吃一点代餐（饼干或奶昔）、燕麦、牛奶等食物，运动之后再吃正餐，以蛋白质食物、蔬菜等为主，食物总摄入量并未随运动增加而增加。

增加运动量之后，张先生对饮食的控制反而严格了一些。每次运动之后他比以前更在意自己的食物摄入量，他开玩笑地说，不想刚刚跑一个小时消耗的400kcal，一瓶可乐就给喝回来。另外，运动还减少了情绪性暴饮暴食，这是张先生自己的心得体会。以往张先生工作压力大时会大吃一顿，现在则是痛快地跑几圈，减重就容易多了！

减重方案进行3个月后，张先生瘦了6kg，他渐渐觉得自己成了一名健身达人，不知不觉开始关注健身餐、轻食餐。这些餐食的特点是适度低碳水、高蛋白、多纤维，很适合张先生食用。

到6个月减重服务结束时，张先生减重10kg。减重总量并不是特别多，但身体成分检测表明，他减掉的体重成分几乎都是脂肪，肌肉没减少，基础代谢率不降反增，血糖、血脂、血压、胰岛素、肝功能等指标都很正常。

减重小结

我们通常认为，单纯运动的减重效果较差，运动还会让人食欲大开，增加进食量。但如果能让跑步、健身操、打球等运动与饮食控制相结合，会产生意想不到的减重效果。张先生就是靠增加运动打开减重局面，不仅增加了能量消耗，还强化了饮食控制，进食量不增反降，达到很好的减重效果。

与不增加运动的单纯饮食减重方案相比，增加运动与控制饮食双管齐下的减重方案既能减掉更多的脂肪，又能避免肌肉流失，还可以让身体更结实，代谢更好。张先生最终减重10kg看上去并不是很多，但脂肪减少，肌肉不流失，是非常理想的减重结果。